AF453080

LES MALADIES VÉNÉRIENNES

LES
MALADIES VÉNÉRIENNES

ORIGINES
MOYENS PRÉVENTIFS
TRAITEMENT

par

Le Dr HAYÈS

Prix : **25** centimes

PARIS

LIBRAIRIE DES PUBLICATIONS MODERNES

18, rue Montmartre, 18

1891

MALADIES VÉNÉRIENNES

Définition. — La *blennorrhagie,* appelée aussi *gonorrhée, chaudepisse, écoulement, coulante* est une inflammation spéciale de la muqueuse du canal de l'urètre et du prépuce chez l'homme, du vagin, de la vulve et de l'urètre chez la femme, avec écoulement blanchâtre ou puriforme.

La blennorrhagie prolongée ou chronique prend le nom de *blennorrhée* ou *goutte militaire.*

Historique. — Si l'on est encore peu d'accord sur l'époque de la première apparition de la syphilis en Europe, il n'en est pas de même pour la blennorrhagie, qui, disons le tout de suite, a été bien observée et bien décrite dans les temps les plus reculés.

Dans la description de cette maladie que Moïse appelle *fluxus seminis,* il est facile de retrouver tous les caractères de la blennorrhagie. La dénomination qu'il donne à cet écoulement montre qu'il ignorait la véritable source du mal : mais ayant observé qu'il était de nature puriforme, il dut croire, comme l'ont fait d'ailleurs un grand nombre d'auteurs anciens, que c'était de la semence corrompue qui coulait ainsi de la verge. Voici en quels termes il en parle dans son *Lévitique.* « L'homme affecté d'un écoulement de semence sera déclaré impur ; on reconnaîtra qu'il est affecté de ce mal à ce qu'une humeur impure s'attachera à sa personne. Tous les lits ou il dormira, tous les endroits où il se sera reposé seront impurs. Vous apprendrez aux enfants d'Israël à se garder de l'impureté, afin qu'ils ne meurent pas dans leurs souillures. »

Hérodote, Hippocrate, Celse, Galien et les Arabes ont également décrit la blennorrhagie. Jean Harden, au XIVe siècle, en donne, sous le nom d'*arsure*, une description exacte et comme traitement, des injections et des bains de lait.

Dans tous ces auteurs, on reconnaît bien la description de la blennorrhagie, mais, à partir du XVe siècle, la confusion commence, l'apparition de la syphilis absorbe l'attention des observateurs, par l'intensité de ses ravages ; les uns en font un symptôme de la vérole, les autres en font une maladie distincte.

C'est avec ces alternatives d'interprétations que l'histoire de la blennorrhagie arrive jusqu'au XIXe siècle, où, grâce aux travaux de Ricord et de ses élèves, toutes les opinions sont actuellement unanimes.

Quelles sont les causes de la blennor-

rhagie? Dire que la jeunesse est l'époque de la vie ou la blennorrhagie se montre de préférence, serait une proposition pas trop naïve, si l'on n'avait pas, pour expliquer cette préférence, d'abord le coït, plus fréquent à cet âge, et ensuite des érections plus énergiques. A l'appui de cette dernière proposition, on a cité des faits bien extraordinaires. Voici une curieuse observation rapportée par Amédée Latour, dans l'*Union Médicale* : « Un homme de trente ans, mé-
» decin, vivait dans la continence depuis
» plus de six semaines, et ses derniers rap-
» ports sexuels n'étaient pas suspects. Une
» circonstance fortuite lui permit de passer
» une journée presque tout entière en tête-à-
» tête avec une jeune personne qu'il aimait.
» Depuis dix heures du matin jusqu'à dix
» heures du soir, il fit de vains efforts pour
» vaincre la résistance de cette femme, dont
» la vertu ne succomba pas. Mais pendant
» toutes ces heures, ce confrère resta dans
» un état d'excitation sans intermittence.
» Trois jours après, il fut pris d'une blen-
» norrhagie des plus violentes, des plus
» douloureuses, et qui dura quarante jours. »

Il est inutile de dire que, pour nous, il est impossible d'admettre qu'un état d'érection même très énergique et de plusieurs jours puisse déterminer une blennorrhagie violente et d'une durée de quarante jours. Il y a évidemment, dans cette observation, une circonstance qui a échappé au médecin qui en est le sujet et à celui qui la rapporte Qu'un homme se livrant au coït après une longue érection et de vifs désirs, soit plus apte à contracter la chaudepisse, cela se voit tous les jours ; mais que celle-ci se produise par le seul fait de l'érection, sans contact infectieux, ou sans violences exercées sur la verge. C'est ce que nous nous refusons à croire.

Une érection trop prolongée peut parfaitement, comme tout autre excitation, donner lieu à une simple inflammation du canal, mais non pas à une blennorrhagie.

La cause principale de cette maladie, c'est la *contagion*. Il est évident, en effet, que la blennorrhagie, engendre la blennorrhagie ; inutile d'insister sur ce fait, démontré par l'expérience et par les faits cliniques.

Une remarque faite par tous les auteurs et dont j'ai eu l'occasion fréquente de constater l'exactitude, c'est la facilité avec laquelle certains individus contractent des écoulements, tandis que d'autres semblent jouir d'une certaine immunité. La raison de cette différence si tranchée, se trouve dans la constitution du sujet. Il est reconnu, en effet, de tous les médecins spécialistes, qu'un individu herpétique, scrofuleux, goutteux ou rhumatisant, a bien plus de chance d'attraper une chaudepisse, à la suite de rapprochements sexuels qui laisseraient indemne un homme d'une constitution normale.

La conformation des organes génitaux peut aussi avoir une influence réelle sur le développement de la blennorrhagie. La longueur du prépuce qui recouvre le gland et le soustrait aux frottements et aux influences extérieures, a le désavantage de ne point endurcir la muqueuse et de faciliter l'absorption du pus blennorrhagique. La trop grande ouverture du méat et l'hypospadias, qui mettent en contact une plus grande surface de la muqueuse urétrale avec le pus virulent, rendent aussi la contagion plus facile ; l'absence de toutes précautions après un coït suspect, comme de se laver, d'uriner, doivent encore la favoriser. Il en est de même de l'excès de coït et des retards souvent volontaires apportés à la consommation de l'acte : *Oportet non morari in coïtu*, a dit très judicieusement Nicolas Massa. L'abus des alcools, des vins blancs, et surtout de la bière, prédisposent encore singulièrement ceux qui s'y livrent à la blennorrhagie.

Il est, comme nous l'avons dit, certains individus moins prédisposés que d'autres à la contagion, et il n'est pas rare de voir une femme atteinte de blennorrhagie aiguë, ayant des rapports sexuels avec deux hommes, ne transmettre cette affection qu'à un seul d'entre eux. Il y a encore un fait curieux que nous devons noter, c'est qu'un homme peut, dans certains cas, vivre pendant longtemps avec une femme ayant un écoulement blennorrhagique sans rien contracter ; l'habitude crée une espèce d'immunité à laquelle on a donné le nom très bien choisi d'*acclimatement*. Mais, que la femme vienne à avoir des rapports avec un nouvel amant, celui-ci contractera très vraisemblablement l'affection à laquelle avait échappé son prédécesseur.

Le mode le plus fréquent de contagion de la blennorrhagie, c'est évidemment le coït. Cependant on observe aussi quelques cas de contagion par l'entremise d'une main souillée de pus contagieux, ou bien encore par les organes de la mère qui peuvent infecter le fœtus au passage. Swédiaur indique encore un autre mécanisme : « Je ne doute pas, dit-il, qu'en allant aux commodités après un homme affecté de cette maladie, on ne s'expose à la gagner par le simple frottement du bout de la verge contre les parois, sur un endroit ou il y aurait eu du pus blennorrhagique. »

Pour compléter ce que nous avons à dire sur les causes de la chaudepisse, nous ajouterons que les lésions traumatiques de la verge, l'introduction de corps étrangers dans le canal, le cathétérisme, le séjour des bougies, la masturbation souvent répétée et faite d'une manière énergique, les injections irritantes, et certaines substances médicamenteuses, comme les cantharides, peuvent encore produire des écoulements urétraux.

Le sang des menstrues et le flux blanc qui

leur succède sont aussi regardés par la plupart des médecins comme pouvant donner une chaudepisse. C'est quelques jours avant et quelques jours après l'écoulement de règles que certaines femmes sont dangereuses.

Les lochies des femmes récemment accouchées ont été aussi accusées de donner des urétrites. Il faut donc s'abstenir de coïter avec une femme accouchée depuis peu.

Les flueurs blanches peuvent aussi devenir une cause de blennorrhagie chez les individus qui se livrent au coït avec une femme atteinte de cette infirmité, si commune dans les grandes villes surtout : « Comme le dit A. Guerin ; c'est par milliers que l'on compte les jeunes filles qui ont la leucorrhée au moment où elles se marient. Combien y a en a-t-il qui donnent la chaudepisse à leur mari ? Si les flueurs blanches étaient absolument contagieuses, les hommes seraient forcés de renoncer à se marier dans les grandes villes, où les conditions hygiéniques développent de la leucorrhée chez la plupart des jeunes filles. »

Les écoulements produits par le catarrhe utérin, les ulcérations du col, le cancer, les engorgements de la matrice peuvent aussi déterminer des écoulements.

En somme, lorsqu'on remonte aux causes des chaudepisses les mieux caractérisées, on ne trouve pas toujours des blennorrhagies, mais des excès de coït, de boissons, des pertes blanches, etc. Il est donc très exact de dire que très souvent la *femme donne la chaudepisse sans l'avoir.*

Enfin, pour en finir avec les causes de la blennorhagie, qu'on me permette de reproduire la fameuse *recette pour attraper la chaudepisse,* de mon illustre et regretté maitre Ricord.

« Prenez une femme lymphatique, pâle, blonde plutôt que brune, aussi fortement leucorrhéique que vous pouvez la rencontrer, dinez de compagnie, débutez par les huitres et continuez par des asperges, buvez sec et beaucoup : vins blancs, champagne, café, liqueurs, tout cela est bon. Dansez à la suite de votre repas et faites danser votre compagne ; échauffez-vous bien et ingérez force bière dans la soirée ; la nuit venue, conduisez-vous vaillamment ; deux ou trois rapports ne sont pas de trop, et mieux vaut davantage ; au réveil n'oubliez pas de prendre un bain chaud et prolongé ; ne néglige pas non plus de prendre une injection ; ce programme rempli consciencieusement, si vous n'avez pas la chaudepisse, c'est qu'un Dieu vous protège. »

La blennorrhagie est une des maladies qui ont le plus de tendance à récidiver. A chaque récidive, les muqueuses génitales deviennent de plus en plus sensibles à la contagion, aussi peut-on dire que la facilité avec laquelle on contracte la blennorrhagie croît en raison du nombre et de la durée des écoulements antérieurs. Ainsi, qu'un homme se trouve dans les conditions mentionnées plus haut, et, après un repas plantureux, se livre à des excès de coït, il pourra contracter une véritable chaudepisse, sans qu'on puisse trouver chez la femme la moindre trace d'écoulement.

Ces faits ne sont peut-être pas aussi rares qu'on le suppose.

Nous avons dit que la plupart des muqueuses peuvent être le siège d'un écoulement blennorrhagique ; il n'en est pas moins vrai que cette maladie a pour les muqueuses génitales une prédilection particulière, et, parmi ces dernières, l'urètre chez l'homme et la muqueuse vaginale chez les femmes, offrent à la contagion l'aptitude la plus remarquable.

Les autres muqueuses susceptibles d'écoulement sont, par ordre de fréquence : la muqueuse oculaire, la muqueuse anale, la muqueuse nasale, etc.

Symptômes locaux de la blennorrhagie. — Que l'on fasse remonter le début de la blennorrhagie à l'instant où le contact infectant a eu lieu, ou qu'on se place au moment où des signes sensibles se manifestent, voici ce que l'on observe. Dans le plus grand nombre des cas, les malades éprouvent d'abord au méat urinaire une légère démangeaison qui ne tarde pas augmenter d'intensité. Les bords du méat rougissent et sont un peu tuméfiés ; le canal, à son extrémité, est sensible à la pression ; un très léger suintement de mucus filant, qui colle les bords de cette ouverture, apparaît, et la madie est déclarée.

Dans un certain nombre de cas, l'écoulement est le premier indice de la blennorrhagie. Les malades voient leur linge taché quoiqu'ils n'aient éprouvé aucune sensation particulière, mais les autres symptômes locaux ne tardent pas à se manifester. C'est d'abord une douleur cuisante au méat urinaire, qui augmente pendant l'émission de l'urine et devient brûlante, d'où le nom de chaudepisse. Cette douleur, limitée les premiers jours au méat ou à l'extrémité du canal, s'étend peu à peu d'avant en arrière à la portion profonde de l'urètre, et les symptômes inflammatoires se manifestent. Quelques sujets ressentent de la pesanteur au périnée ; d'autres des tiraillements vers les aines et la racine de la verge, avant l'apparition de tous autres accidents. Dans des cas très rares, la durée de ces symptômes se prolonge, et ils sont accompagnés d'une douleur du canal qui augmente pendant le passage de l'urine. Tous les signes de la blennorrhagie se montrent avant la moindre trace d'écoulement. C'est à des cas de cette espèce qu'on a donné le nom de blennorrhagie sèche, dénomination qui n'est pas juste, puisque tôt ou tard l'écoulement se manifeste.

Le symptôme dominant de la première

période c'est la douleur ; elle se traduit par de la cuisson, de la chaleur, un sentiment de tension, de gonflement ou de pesanteur dans les portions du canal qui sont le premier siège de l'inflammation.

La douleur se manifeste dans trois circonstances principales : l'émission de l'urine, l'érection, l'éjaculation. Au moment où la vessie se contracte pour expulser l'urine, le malade éprouve un sentiment de constriction en arrière des bourses, du côté du périnée ; cette douleur se propage profondément du côté du col de la vessie et quelquefois vers l'anus. Elle a une durée très courte et est remplacée par une sensation de brûlure très vive, le long de l'urètre et au méat urinaire, laquelle persiste pendant tout le temps que dure l'écoulement de l'urine. Cette dernière douleur offre un degré d'acuité proportionnée à l'intensité de l'inflammation ; quelquefois elle est assez vive pour arracher des cris aux malades les plus courageux ; elle dure plus ou moins longtemps après l'émission des dernières gouttes d'urine, et cesse peu à peu. Le premier effet de l'inflammation de l'urètre est de faire perdre à la muqueuse de ce canal sa souplesse et son élasticité, de sorte qu'elle ne peut plus se prêter aussi facilement aux changements de dimension de la verge pendant l'érection. Aussi, chez les sujets atteints de blennorrhagie aiguë un peu intense, les érections deviennent une cause de douleurs excessives que les malades comparent à celle que produirait la déchirure du canal.

L'éjaculation par elle-même n'est pas très douloureuse : elle l'est plus par l'érection qui la précède que par le contact du sperme sur les parois enflammées. Elle donne lieu à deux espèces de sensations possibles : l'une qui siège au niveau du bulbe, elle est constrictive ; l'autre qui occupe toute la longueur du canal, et que les malades comparent à un prurit exagéré de la muqueuse. Les douleurs déterminées par l'éjaculation ont une durée très courte et sont ordinairement suivies d'une rémission momentanée des symptômes inflammatoires.

L'écoulement qui était transparent, muqueux, filant au début, devient opaque, blanchâtre épais, puis jaune et verdâtre ; la sécrétion est très abondante, et le muco-pus s'écoule sous forme de grosses gouttes qui sortent naturellement ou qu'on peut faire sortir en pressant le canal d'arrière en avant sur sa paroi inférieure. L'odeur du pus blennorrhagique est fade, moins prononcée que celle de la suppuration ordinaire.

L'examen de la matière a fait reconnaître qu'elle n'est autre chose que du muco-pus analogue à celui sécrété par les muqueuses enflammées. Plus l'inflammation est intense, vive, plus l'élément purulent l'emporte sur l'élément muqueux. L'abondance de l'écoulement est aussi en rapport avec la vio ence de l'inflammation et avec l'étendue de son siège ; elle augmente jusqu'à ce que la maladie soit arrivée à son summun.

Lorsque les phénomènes inflammatoires sont très intenses et que la blennorrhagie a acquis son plus haut degré d'acuité, on observe pendant les érections, qui en pareil cas sont beaucoup plus douloureuses encore, un phénomène, qui a fait donner un nom particulier à la maladie. La verge, au lieu de présenter une légère courbure en haut et en arrière, en présente une plus ou moins marquée en bas et en avant, et les portions du canal tuméfiées et inextensibles sont tendues comme une corde : de là la dénomination de *chaudepisse cordée*. L'explication de ce phénomène est donnée depuis longtemps ; il n'est pas l'exagération des accidents décrits plus haut. L'inflammation dépasse dans ces cas, la limite des parois et envahit le tissu cellulaire qui les double, il en résu te une perte de l'extensibilité et une résistance qui non seulement ne lui permet pas de céder au mouvement imprimé par l'érection du corps caverneux, mais encore les entraine en sens inverse, comme le fait une corde que sous-tend un arc.

Lorsque l'inflammation est arrivée à ce degré d'intensité, l'écoulement urétral est très abondant, muco-purulent, quelquefois mêlé de stries sanguinolentes ; souvent même lorsque les malades ont des érections fréquentes, il y a de véritables hémorragies.

Il n'est pas rare, à cette période, d'observer la tuméfaction douloureuse des ganglions de l'aine ; plus rarement aussi on rencontre un bubon, qui suit une marche en rapport avec celle des symptômes urétraux, c'est-à-dire disparaît lorsque l'inflammation cesse et peut suppurer si les symptômes inflammatoires ont une durée assez longue.

Le jet d'urine est moins gros, moins fort et parfois brisé, ce qui résulte de l'épaississement des tissus qui diminue le calibre du canal.

Quelquefois le jet est dû à l'oblitération imcomplète du méat par le pus desséché. Il est fréquent d'observer des rétentions d'urine très douloureuses. L'émission de l'urine n'augmente pas de fréquence, à moins que l'inflammation n'ait gagné la vessie, complication que nous étudierons plus loin, ou, ce qui est plus ordinaire, qu'on n'ait fait prendre au malade des boissons abondantes, elle devient plus rare seulement lorsque les malades, redoutant la douleur, s'efforcent d'en retarder le moment : mais ils s'aperçoivent bientôt que plus l'action d'uriner est rare, plus la douleur est grande, et ils finissent par obéir au besoin d'uriner chaque fois qu'il se fait sentir.

L'émission du sperme produit des phénomènes beaucoup moins marqués ; la perte de contractilité de l'urètre fait que l'émission a lieu en bavant.

Les douleurs provoquées par l'inflammation de toute l'épaisseur des parois sont telles que certains malades cherchent par tous les moyens possibles à les faire disparaître, et croient par un effort en triompher. Ils recourent à deux pratiques : tantôt ils placent la verge en érection sur un corps dur, et au moyen d'un coup porté sur l'organe, rompent la corde, c'est-à-dire les parois tuméfiées du canal ; d'autres parviennent aux mêmes résultats en soutenant le gland avec la main gauche et en frappant un coup violent avec la main droite sur la partie moyenne de la verge ; d'autres enfin, pas plus intelligents, ont recours au coït, qui amène le même effet. Il en résulte des déchirures du canal, et partant des hémorragies quelquefois assez abondantes pour que l'art doive intervenir. Ces hémorragies soulagent très souvent les malades et font même cesser momentanément l'écoulement ; mais la déchirure de la muqueuse expose à des rétrécissements très graves.

Dans la grande majorité des cas, et alors même que l'inflammation acquiert une grande intensité, la blémorrhagie n'en demeure pas moins une affection toute locale. Il faut qu'elle soit portée à un degré extrême pour que des symptômes généraux se manifestent. Alors un mouvement fébrile a lieu. L'apparition des phénomènes généraux dépend quelquefois de la nature des sujets plus susceptibles.

On voit des blennorhagies assez peu intenses s'accompagner de fièvre caractérisée

par de la chaleur, de l'accélération du pouls,
de la perte de l'appétit, un malaise général.
Cet état dure peu ; il disparaît spontanément
au bout d'un, deux ou trois jours, alors
même que les phénomènes locaux semblent
ne rien perdre de leur véhémence.

Telle est la série des symptômes qu'on
observe dans la première période de la maladie ; leur summum est ordinairement atteint du septième ou huitième jour, et il se
prolonge jusqu'au quinze et même au ving-
tième jour, suivant la violence de l'affection
et les soins pris par les malades. Chez quelques sujets, on voit cette période d'acuité
persister pendant toute la durée de la maladie, sans que l'intensité de l'inflammation
semble en rendre raison. Ce fait est rare.

La deuxième période, ou de déclin, s'annonce tout d'abord par une diminution
marquée dans la douleur, puis la matière de
l'écoulement repasse par les diverses colora-
tions qu'elle avait suivies. Elle était verte
ou verdâtre, elle devient jaune, puis blanche,
et puis de purulente elle devient muqueuse,
prend un aspect visqueux, légèrement transparent, et finit par se supprimer.

Dans cette période, le douleur est légère et
n'augmente pas sensiblement pendant l'é-
mission de l'urine et les érections ; elle est
localisée en un point circonscrit du canal,
ordinairement au niveau du bulbe et vers
le col vésical ; elle est entretenue par un
reste d'irritation inflammatoire. Cette douleur

est plus commune dans les blennorrhagies qui ont duré longtemps. Elle finit par disparaître peu à peu, avant même que l'écoulement ait complétement cessé.

Ce déclin de la maladie arrive plus ou moins vite, mais il est rare que la blennorhagie se termine franchement ; le plus souvent, après plusieurs recrudescences ou récidives, elle passe à l'état chronique désigné sous les noms de *blennorrhée, suintement, goutte militaire*.

Quant aux troubles généraux, ils font heureusement presque toujours défaut, plusieurs malades nerveux et impressionable, éprouvent cependant un malaise général accompagné de douleurs de tête, etc., manque d'appétit et embarras gastrique.

La blennorrhagie est-elle sujette à des complications ?

Toutes les blennorrhagies n'ont pas la marche régulière que nous venons de décrire. Elles sont souvent compliquées d'une série d'accidents tels que : *phimosis, paraphimosis, balanite, orchite, cystite, ophthalmie blennorrhagique, rhumatisme blennorrhagique*, etc., qui seront étudiés plus tard.

Quelle est la durée de la blennorrhagie ?

Rien de plus difficile à préciser. Une blennorrhagie ordinaire dure environ six semaines. Mais cette durée peut-être modifiée par le tempérament et les diathèses, les traitements, l'hygiène. Tout le monde sait que la première blennorrhagie guérit plus vite que les suivantes.

Quel doit-être le traitement de la blennorrhagie ?

Dès que le moindre signe révélateur vient donner l'éveil sur l'imminence de l'invasion d'une blennorrhagie, il est certaines précautions générales auxquelles, il faut immédiatement s'astreindre.

Et, d'abord avant tout, il est indispensable de s'abstenir de toute relation sexuelle, de toute occasion d'excitations vénériennes.

Il faut porter un suspensoir bien fait, et ne le quitter que la nuit. La marche prolongée, l'équitation, les promenades dans des voitures non suspendues seront évitées ; un régime sévère est de rigueur ; les mets excitants et épicés, les boissons alcoolisées seront interdites. Les organes génitaux seront entretenus dans la plus grande propreté, et lotionnés plusieurs fois par jour avec de l'eau pure, ou mieux, additionnée de quelques gouttes d'extrait de Saturne. Les mêmes précautions seront prises pour les mains qui doivent-être aussi dans un état constant de propreté, l'ophtalmie blennorrhagique, affection fréquente, étant due au dépôt sur la muqueuse occulaire du pus blennorrhagique avec les doigts souillés de cette matière contagieuse.

Arrivons maintenant au traitement proprement dit : et d'abord deux méthodes peuvent se présenter :

1º On peut essayer de guérir immédiatement la blennorrhagie en tarissant l'écoulement (*traitement abortif*).

2º On peut se borner à combattre les accidents inflammatoires de la période aiguë et ne recourir au traitement spécial qu'après la disparition de ces accidents (*traitement curatif*).

Le traitement abortif ne doit être employé qu'au début de la maladie, lorsqu'il n'y a encore ni inflammation, ni rougeur, ni douleur ; il est rarement utile lorsqu'il y a plus de quarante-huit heures que l'affection existe.

L'injection le plus ordinairement usitée pour *couper* la chaudepisse est l'injection au nitrate d'argent.

50 centigrammes pour 30 grammes d'eau.

Ricord en conseille une, deux ou trois du premier au troisième jour. Que se passe-t-il lorsque le malade prend une injection aussi violente ? D'abord, douleur vive s'étendant du bout de la verge aux aines, aux cuisses et aux reins — difficulté presque invincible pour uriner — écoulement abondant, blanchâtre, mêlé de pellicules blanchâtres pendant deux ou trois jours ; puis l'écoulement se tarit et la guérison est obtenue, tout est bien ; mais dix-huit fois sur vingt, les choses se passent autrement :

Le malade a cruellement souffert de son injection et de ses conséquences immédiates, et à sa blennorrhagie simple est venu s'ajouter des complications étrangères qui rendront la cure plus longue et faciliteront les récidives.

Nous devons mentionner ici les orchites qui souvent sont le résultat de ces manœuvres imprudentes ; puis les rétré issements de l'urètre dont nous parlerons au chapitre des accidents consécutifs de la blennorrhagie.

Le traitement curatif, ou mieux classique, varie avec l'époque de la malad e. A ce point de vue, la blennorrhagie peut-être divisée en deux périodes : la période aiguë et la période de déclin.

Traitement de la période aiguë. — Soit que le traitement abortif n'ait pas été tenté, soit qu'il ait été employé trop tard et n'ait pas réussi, la période aiguë de la maladie s'établit avec tous ses caractères : inflammation, douleur, rougeur, gonflement, écoulement abondant du muco-pus, etc.

Que faut-il faire ? Que nous enseigne l'expérience ?

A cette période suraiguë, il faut absolument cesser toute médication spécifique, se borner à employer tous les moyens destinés à combattre cette inflammation, et surtout ne rien tenter contre l'écoulement lui-même.

Sont donc indiqués :

Les bains généraux tièdes, à l'eau de son, répétés tous les deux ou trois jours ;

Les bains locaux froids, à l'eau de mauve, répétés plusieurs fois par jour ;

Les boissons émollientes, mucilagineuses et tempérantes ;

Boire chaque jour cinq ou six verres de tisane de chiendent et de racine de fraisier, édulcorée avec du sirop de gomme ; de groseille ou d'orgeat ; ou bien avec une pincée de la poudre suivante :

Poudre de sucre. . . . . 60 grammes.
Poudre de gomme arabique . 30 —
Poudre de guimauve. . . . . 4 —
Nitrate de potasse . . . . 4 —

Mêlez.

Ce qui fait le tourment des malades pendant cette période, ce sont les érections. Les meilleurs moyens à employer pour combattre cette complication sont les suivants :

Camphre. . . . . 3 grammes.
Thridace . . . . 3 —

Mucilage, quantité suffisante pour 20 pilules.

Quatre à prendre chaque soir.

Le bromure de potassium a une efficacité plus réelle.

On le prescrit en solution, ou mélangé avec du sirop de Tolu :

Sirop de Tolu . . . . . .   400 grammes.
Bromure de potassium.   20 grammes.

En prendre trois cuillerées par jour dans une tasse de goudron. Quelques malades, moins patients que d'autres, emploient, pour mettre fin à ces érections, le moyen qui consiste à casser la corde. Pour cela, comme nous l'avons déja dit la verge étant en érection, on la place sur un plan résistant, et on applique sur le dos de la verge un coup sec et violent. Cette pratique donne lieu à une rupture du canal, et, par suite, à un écoulement de sang abondant. C'est s'exposer, nous le répétons, en agissant de la sorte, a l'espèce la plus dangereuse des rétrécissemeuts uréthraux; aussi ce moyen ne doit-il jamais être mis en usage. En résumé, c'est en diminuant l'inflammation qu'on calmera les érections, car elles sont occasionnées par l'irritation du canal. C'est donc n mal qu'on ne peut atténuer, et qu'il faut savoir supporter.

Traitement de la période de déclin. — Cette période est caractérisée par la cessation de tous les phénomènes aigus inflammatoires. C'est ordinairement à partir de la troisième semaine — souvent beaucoup plus tard — qu'elle commence par l'atténuation des symptômes. Mais la blennorrhagie n'est réellement mûre que lorsque la douleur en urinant est pour ainsi dire nulle, lorsque les érections douloureuses ont cessé, et lorsque l'écoulement, moins abondant, est devenu blanchâtre et filant.

Alors seulement on pourra commencer l'administration régulière des antiblennorrhagiques. C'est donc au copahu et au cubèbe qu'il faudra avoir recours.

Les préparations les plus usitées sont:

L'opiat balsamique dont voici la formule et la potion de Chopart:

Opiat balsamique.

Copahu	30	grammes.
Cubèbe	70	—
Extrait de ratanhia	4	—
Extrait d'opium	10	centigr.
Excipient	Q. S.	

Je fais habituellement faire 120 bols, et j'en donne 12 à 15 par jour.

Potion de Chopart.

Baume de Copahu	60	grammes.
Sirop de baume de Tolu	60	—
Eau de menthe poivrée	60	—
Eau de fleurs d'orangers	60	—
Alcool à 33°	60	—
Ether nitrique	8	—

Cette préparation, quand elle est bien supportée, est une plus efficaces. Elle se donne à la dose de trois cuillerées chaque jour, le matin, à midi et le soir. Continuée pendant cinq ou six jours, l'écoulement, au bout de ce temps, est presque toujours complétement tari.

Les capsules sont composées de baume de Copahu, liquide ou solidifié par la magnésie, contenu dans une enveloppe de gluten, ou de la gélatine. Leur administion est ainsi plus facile; on peut en prendre de six à douze chaque jour, mais leur effet est un peu moins prompt.

Pour mémoire, et afin de ne rien omettre, nous indiquons, parmi les préparations vantées comme antiblennorrhagiques, les baumes de la Mecque, du Canada, l'essence de Santal, le matico.

Si, après l'emploi de ces remèdes pendant dix jours, l'écoulement n'est pas encore tari, il faudra, tout en continuant le traitement interne, avoir recours aux injections astringentes. C'est à la formule de l'injection Ricord qu'il conviendra de donner la préférence.

Injection de Ricord.

Eau de roses	200 grammes.
Sulfate de zinc	1 —
Acétate de plomb	2 —
Teinture de Cachou	4 —
Laudanum de Sydenham	4 —

Trois injections chaque jour sont nécessaires pendant une semaine environ: alors toute trace doit avoir disparu. Mais, par prudence, un délai de huit jours est encore indispensable avant de se permettre les rapprochements sexuels.

Telle est la terminaison habituelle des blennorrhagies traitées méthodiquement ; mais il arrive trop souvent qu'un traitement mal dirigé ou interrompu, que des écarts de régime ou une constitution détériorée ne permettent pas à la maladie de se résoudre entièrement. Alors, avec une sensibilité anormale du canal, il se peut produire des douleurs en urinant, et un suintement muqueux, opalin ou blanchâtre, qui constitue la *goutte militaire ou blennorrhagie chronique*.

Blennorrhée

DÉFINITION ET SYMPTOMES DE LA BLENNORRHÉE

La blennorrhée appelée aussi *blennorrhagie chronique, urétrite chronique, goutte militaire*, etc., est une inflammation chronique de l'urètre, caractérisée par un suintement muco-purulent peu abondant, qui succède à la blennorrhagie aiguë. Cet écoulement est tantôt d'un blanc laiteux, tantôt d'un blanc jaunâtre plus ou moins visqueux et filant ; il est peu abondant et ne se montre que cinq ou dix jours après la miction, surtout le matin, au réveil, sous la forme d'une goutte que le malade fait apparaître au bout du méat urinaire, en pressant sur le canal d'arrière en avant (goutte militaire). Si les malades urinent en se levant, cette goutte est chassée par l'urine, et forme dans le vase de petits filaments blanchâtres qui se déposent au fond.

En général, il n'y a aucune douleur : à peine les malades ressentent-ils une légère sensation de chaleur ou un chatouillement au niveau du gland. Ces chatouillements déterminent souvent des érections qui portent les malades à coïter : l'éjaculation devient alors plus pénible qu'agréable.

Les besoins d'uriner sont également plus fréquents. Le jet d'urine est modifié : il se bifurque ou se divise en deux colonnes : ce qui fait dire aux malades qu'ils pissent en *spirale* ou en *tire-bouchon*.

En même temps se montrent de la dyspepsie, de la gastralgie, de la constipation, etc.

Enfin, chez certains malades, il survient un état mental particulier. La tristesse les envahit, il sont inquiets, mélancoliques, continuellement obsédés par leur mal qui ne guérit pas, ils prennent l'existence en dégoût et deviennent hypocondriaques, à tel point, qu'on en a vu finir par le suicide.

QUELLES SONT LES CAUSES DE LA BLENNORRHÉE?

Les causes qui font que la blennorrhagie passe à l'état chronique sont nombreuses : il y a d'abord les prédispositions individuelles, l'âge avancé des malades, ou bien l'extrême jeunesse, le tempérament lymphatique, la constitution scrofuleuse, la disposition catarrhale, herpétique, goutteuse, rhumatismale. Il y a ensuite toutes les influences susceptibles d'amener des recrudescences et des récidives ; il y a aussi les soins donnés à tort et à travers, les chaudepisses abandonnées à elles-mêmes, *traitées par le mépris* ; enfin, une cause des plus sérieuses, et à laquelle sont dues la plupart des blennorrhées, nous voulons parler des *rétrécissements de l'urètre.*

Gravité de la blennorrhée. — De tout ce qui précède, il est facile de conclure que la blennorrhée est une maladie grave au point de vue local et au point de vue général, et qu'il importe par conséquent de lui opposer dès le début un traitement énergique.

Traitement de la blennorrhée. — La première chose à faire pour traiter une blennorrhée, c'est d'explorer le canal au moyen d'une *bougie à olive* ; on commence habituellement avec le numéro 19 ou 20 de la filière Charrière, qui représente le calibre normal du canal. Tant que la bougie, préalablement huilée, parcourt les parties saines, le malade n'éprouve aucune douleur ; mais dès qu'on arrive à l'endroit malade, en même temps que l'opérateur constate une résistance, le malade accuse une douleur. A ce moment le chirurgien marque avec l'ongle le point de la bougie qui est au méat, la retire, et voit ainsi à quelle profondeur siège la lésion. Une fois la constatation du rétrécissement faite, on se rend compte du calibre du canal au point rétréci. Pour cela on introduit successivement des bougies à olives de calibre de plus en plus petit jusqu'à ce qu'on arrive à franchir le rétrécissement. La grosseur de l'olive donne le calibre de celui-ci. Le diagnostic étant établi, il ne reste plus qu'à instituer le traitement dont le succès réside tout entier dans la persévérance de la cure et la patience du malade.

L'hygiène joue aussi un rôle très important dans la cure de la blennorrhée ; le régime doit être tonique et reconstituant : viandes saignantes, bon vin, fer, quinquina, iode, hydrothérapie, bains sulfureux, bains de mer, purgatifs légers. Quant aux relations sexuelles, sagement ménagées, elles donnent généralement d'assez bons résultats ; le coït ne doit donc pas être absolument proscrit, comme le veulent certains médecins.

Enfin, quant au traitement proprement dit de la blennorrhée, on peut employer la plupart des moyens indiqués pour la blennorrhagie à son déclin ; mais en général les antiblennorrhagiques donnent peu de résultats dans cette affection, et c'est surtout aux moyens locaux qu'il faut s'adresser, et en particulier aux injections. Ici encore l'injection Ricord est indiquée. On se servira cependant de préférence des formules suivantes :

Sous-nitrate de bismuth. .	8 gram.
Eau	125 —

Perchlorure de fer.	1 gram.
Eau distillée	100 —

Sulfate de zinc. . . . . . Acétate de plomb	} $a\bar{a}$ 2 gram.
Eau de Matico.	125 —

Sulfate de cuivre.	30 centig.
Eau de Copahu.	125 gram.

Eau distillée	190 gram.
Liqueur de Van-Swieten .	10 —

Cette dernière donne généralement de très bons résultats.

Lorsque la blennorrhagie chronique sera entretenue par un rétrécissement du canal, le traitement véritablement efficace, le seul vraiment curatif consiste dans la dilatation progressive, à l'aide de bougies en gomme d'obard, de catheters en métal ensuite. Cette dilatation agit comme modificateur du canal.

Quant à l'introduction des bougies, elle n'est pas douloureuse ni dangereuse, à la condition d'être pratiquée par le médecin; les malades s'exposent en la faisant eux-mêmes, à une série d'accidents graves, fausses routes, orchites, accès de fièvre urineuse, etc.

La dilatation suffit généralement à elle seule pour tarir l'écoulement en faisant disparaître le rétrécissement et en modifiant la muqueuse du canal.

Avec ce traitement suivi avec patience, les malades se guérissent parfaitement des gouttes militaires les plus réfractaires.

Balano-posthite

On donne le nom de *balano-posthite* (blennorrhagie bâtarde, chaudepisse externe) à l'inflammation de la muqueuse du gland et du prépuce. Si l'affection est limitée au gland, elle s'appelle *balanite*, et *posthite* lorsqu'elle n'occupe que le prépuce. Elle envahit le plus souvent les deux feuillets muqueux en même temps.

Causes. — La balanite se montre à tous les âges, chez l'enfant et le vieillard. Dans ce dernier cas, elle est ordinairement la conséquence d'une lésion dartreuse, d'un herpès ou d'un eczéma du prépuce. Elle est beaucoup plus fréquente chez l'adulte qu'aux deux extrêmes de la vie.

La contagion est la cause première de

cette affection, mais elle survient également, d'après les remarque de la plupart des auteurs, après le coït avec une femme atteinte de flueurs blanches, de cancer, etc.

La malpropreté, les excès du coït, la masturbation, suffisent maintes fois pour la produire. Le phimosis congénital et accidentel constitue une cause prédisposante des plus manifestes. Toutes les lésions du gland et du prépuce, les végétations, les plaques muqueuses, les ulcérations de toutes sortes, le diabète, en donnant souvent naissance à un écoulement plus ou moins abondant, par suite de l'irritation qu'elles produisent, peuvent aussi l'occasionner.

Symptômes. — La maladie débute quelques jours après le coït ; le malade éprouve un sentiment de chaleur, des démangeaisons. Le gland devient d'un rouge vif, la muqueuse prépuciale ne tarde pas à présenter la même coloration. La sécrétion, peu abondante au commencement, augmente ; elle est d'abord formée par du mucus, mais elle passe bientôt à l'état purulent.

Si l'affection persiste, la muqueuse s'exfolie, et laisse à nu des ulcérations plus ou moins étendues. Les érosions ont une forme irrégulière, un fond rosé et parfois grisâtre, elles sont plus ou moins nombreuses ; dans quelques circonstances, la muqueuse est entièrement détruite et le gland complètement dénudé. L'écoulement s'épaissit, il présente les mêmes caractères que dans la blennorrhagie urétrale, il passe successivement par les teintes jaune, verte ; il est parfois rouillé, lorsqu'il se fait de petites hémorragies dont le sang se mêle à la matière purulente. La sécrétion est souvent très abondante, et dans le cas de phimosis, elle s'accumule sous le prépuce et peut amener une perforation de cette membrane. Dans tous les cas, elle exhale une odeur infecte.

Une douleur plus ou moins violente accompagne ces signes locaux ; il n'y a pas ordinairement de symptômes généraux.

Marche, durée, terminaison. — La balanite a une marche aiguë. Elle apparaît dans les sept jours qui suivent le coït infectieux, et parvient en deux à cinq jours à son apogée. Lorsqu'elle n'est pas traitée ou que l'on emploie contre elle des moyens peu convenables, elle peut rester stationnaire pendant fort longtemps, mais dans le cas contraire, elle guérit très vite.

Si elle a pour cause une lésion du gland ou du prépuce, on en obtient la disparition en opposant un traitement approprié à l'affection qui l'entretient.

La guérison est la terminaison ordinaire, et il est rare de la voir produire la gangrène ou la perforation du prépuce, à moins de complications.

Traitement. — La balanite ne réclame jamais de traitement général, c'est une affection toujours locale. Lorsqu'il existe simultanément d'autres lésions, on leur oppose un traitement convenable; mais la blennorrhagie bâtarde simple, inflammatoire, guérit toujours avec le seul secours des moyens locaux.

Les soins de propreté, les lotions fréquentes, suffisent, dans beaucoup de cas, pour faire disparaître la maladie, surtout si on isole en même temps les deux surfaces muqueuses à l'aide d'un linge fin, d'ouate, de coton ou de charpie.

Lorsque l'inflammation est vive, on emploie les bains locaux avec de l'eau de guimauve, de graine de lin, ou la décoction de têtes de pavot, de morelle, etc., ou mieux encore avec un liquide chargé d'extrait d'opium ou additionné de laudanum.

Dans les cas ordinaires, on met en usage les lotions avec le vin aromatique, l'eau de Goulard, l'eau chlorurée, etc.

Un traitement qui réussit très bien est celui qui a été recommandé par Ricord; il consiste à cautériser la muqueuse à l'aide de la pierre infernale, ou à injecter sous le prépuce un liquide contenant une forte proportion de nitrate d'argent.

Azotate d'argent. . . 0 gr. 10 à 1 gramme.
Eau . . . . 30 grammes.

On interpose ensuite entre le gland et le prépuce un linge trempé dans une solution astringente; avec ce procédé, on obtient souvent la disparition en quarante-huit heures.

Lorsqu'il y a phimosis, on fait des injections sous le prépuce avec les différents liquides que nous venons de signaler.

Complications de la blennorrhagie chez l'homme

PHIMOSIS VÉNÉRIEN

Définition. — Il y a *phimosis* quand il se produit une inflammation du prépuce avec gonflement et allongement de ce repli membraneux, qui l'empêche de glisser librement en arrière pour découvrir le gland.

Le *paraphimosis* est l'opposé du phimosis. Dans cette affection, le prépuce, porté en arrière du gland, ne peut plus être renversé sur cet organe. De là étranglement.

Causes. — Le phimosis ou rétrécissement pathologique de l'orifice du prépuce n'est qu'un symptôme, un épiphénomène d'une maladie siégeant à l'extrémité de la verge. On constate effectivement qu'une inflammation balano-préputiale, une balano-posthite, sert presque toujours d'intermédiaire, de lien, entre la lésion primitive et l'accident consécutif. Examinons donc l'influence de cette inflammation.

Phimosis lié à la balano-posthite. — La balano-posthite, quelle qu'en soit l'origine, détermine une tuméfaction du prépuce, accusée surtout vers la base du gland, à hauteur du repli balano-préputial. Cette tuméfaction entraîne une gêne circulatoire, et celle-ci amène bientôt une infiltration séreuse qui atteint son maximum sur le limbe préputial. Le phimosis est alors constitué et consiste dans un simple œdème du pourtour de l'orifice préputial. Que la balanite ensuite se perpétue pour une raison ou pour une autre, devienne chronique ou à répétition, et la nature du rétrécissement se modifiera. Il se produira sur la muqueuse du prépuce des érosions, des fissures, à la suite desquelles il survient un œdème inflammatoire dur, qui tantôt revêt l'apparence d'un anneau complet, étroit, résistant et peu extensible, tantôt se borne à un ou plusieurs noyaux d'induration. Le phimosis a atteint son apogée.

Phimosis blennorrhagique.— Une forme se rattache à la propagation de l'inflammation du canal au prépuce. Dans ce cas, l'affection revêt une marche très aiguë. Il y a rougeur de la peau du prépuce, chaleur, sensibilité exagérée et tuméfaction énorme de l'extrémité de la verge, qui se renfle en forme de massue.

Phimosis chancrelleux. — Les chancres constituent la cause la plus fréquente du phimosis accidentel. Ils agissent en provoquant un balanite intense. L'inflammation peut parfois s'exaspérer au point d'aboutir à un phlegmon ou à la gangrène du prépuce. Quand les accidents sont moins aigus, il est assez commun de voir la balanite causée par les chancres sous-préputiaux, entraîner des érosions de la muqueuse, érosions qui s'inoculent et multiplient les chancres. Cette multiplication, ou la perte de substance produite par un chancre unique, mais étendu, peut amener, à la suite, un *phimosis cicatriciel* dent la guérison est impossible sans opération.

Phimosis syphilitique. — Enfin, le phimosis peut être la conséquence d'un chancre syphilitique ou de plaques muqueuses du gland et du prépuce. Mais l'inflammation préputiale qui accompagne ces lésions est, en général, fort modérée et ne présente aucune gravité.

Symptômes. — On peut résumer les symptômes du phimosis acquis de la manière suivante : 1° Rétrécissement absolu ou relatif de l'orifice préputial et impossibilité de décalotter; 2° Gonflement du prépuce, plus rarement du gland; 3° Phénomènes inflammatoires, tels que rougeur, chaleur, douleur, écoulement de pus; 4° Enfin, troubles fonctionnels génito-urinaires.

Le *rétrécissement du limbe préputial* est plus ou moins prononcé, complet ou incomplet. Mais c'est surtout le *gonflement du prépuce* qui est le symptôme le plus frappant : la tuméfaction consiste en un empâtement mou, une espèce de boursouflure molle et demi-transparente. La pression dès doigts y laisse une empreinte qui ne s'efface que lentement. Souvent cependant le gonflement est le siège d'une inflammation vive. Dans ce dernier cas, l'extrémité de la verge peut prendre des proportions énormes, grâce à la laxité des tissus.

L'infiltration imprime à l'organe une conformation renflée, dite en *massue*, en *battant de cloche*, ou bien la forme en *boudin*. Il arrive encore, le prépuce étant exubérant, que le gonflement se localise sur la partie saillante, qui vient former en avant du gland une espèce de bourrelet plus ou moins proéminent et plus ou moins rétréci, à la manière d'une gourde ou d'un sablier.

Au lieu d'un gonflement considérable, on peut ne rencontrer qu'une induration limitée et peu apparente. C'est ainsi qu'il se forme quelquefois un simple anneau rigide à l'orifice préputial, faisant couronne autour du méat.

Les phénomènes inflammatoires, *rougeur*, *chaleur*, n'existent que dans les formes aiguës. C'est dans ces formes également que la *douleur* très vive devient lancinante et pulsative aux moindres mouvements et lors de l'émission de l'urine. Les érections sont alors très douloureuses.

Il y a presque toujours *écoulement de pus*. Cet écoulement provient de l'affection originelle, cause du phimosis : balanite, chancre, blennorrhagie, etc.

Le rétrécissement du prépuce est quelquefois assez prononcé pour qu'il y ait rétention du pus dans la poche glando-préputiale.

La verge est l'organe de la copulation et de la miction, de là des troubles portant sur l'une ou l'autre de ces deux fonctions. Un phimosis ancien, ayant transformé l'orifice préputial en un anneau fibreux, dur, inextensible, mettra des entraves au coït comme un phimosis congénital. Enfin, un phimosis en voie de développement rendra le coït impossible et l'émission de l'urine difficile et pénible.

Complications. — Les complications les plus fréquentes du phimosis sont le *phlegmon* et la *gangrène du prépuce.*

Le *phimosis phlegmoneux* consiste dans le développement d'un abcès qui siège sur l'étui préputial. Cet accident survient surtout dans les cas de chancres mous compliqués de balanite. Il s'annonce par des douleurs vives, pulsatives, qui se localisent à la base du prépuce. Le prépuce est d'une rougeur érysipélateuse qui se propage vers les bourses et les cuisses; il est tuméfié et tendu. L'abcès s'ouvre finalement, soit du côté de la muqueuse, soit du côté de la peau, soit des deux côtés à la fois.

La *gangrène du prépuce*, à la suite du

phimosis, est plus fréquente que le phlegmon. Elle est due, la plupart du temps, à des *chancres mous* accompagnés de balanite. La mortification paraît résulter de l'énorme distension du prépuce amenée par l'inflammation, l'accumulation du pus et par la congestion du gland.

L'intensité de l'inflammation détermine de la fièvre, de l'insomnie, du délire et, quelquefois, de la prostration. Les phénomènes locaux d'étranglement se manifestent au niveau de la couronne du gland. La peau est le siège d'un empâtement considérable, elle est violacée, il se forme à sa surface des vésicules de sérosité roussâtre, puis apparaît une tâche noire insensible, exhalant une odeur gangreneuse. Dès que l'escarre se détache, les liquides trouvent une voie d'écoulement par cette ouverture anormale et les phénomènes généraux et locaux s'amendent. La perte de substance peut être de faible étendue, mais, d'ordinaire, on a une perforation assez large pour livrer passage au gland, qui fait hernie, par la plaie, tandis que les restes du prépuce font pandeloque à la partie inférieure de la verge.

C'est généralement la mortification du prépuce qu'on observe à la suite du phimosis. Il arrive, cependant, dans certaines circonstances exceptionnelles, que le gland lui-même se laisse envahir par la gangrène qui le détruit partiellement ou en totalité.

Pronostic. — En général, le phimosis vénérien inquiète beaucoup les malades qui en sont atteints. L'affection, heureusement, présente plus d'inconvénients que de dangers. Elle ne compromet jamais l'existence. Au point de vue local, le phimosis n'acquiert une certaine gravité que s'il survient des complications. telles que le phlegmon ou la gangrène. Mais ces accidents sont peu communs. Dans la majorité des cas, le phimosis disparaît en même temps que guérit la lésion qui l a produit; ou bien, si cette lésion persiste, une opération bénigne suffit pour faire cesser la difformité.

Traitement. — Les moyens employés contre le phimosis vénérien sont : les sangsues qu'on applique au périnée ou aux aines, jamais sur la verge : les fomentations émollientes, à l'exclusion des cataplasmes, auxquels on reproche d'augmenter l'œdème; les bains entiers ou partiels; on y joint avec avantage la position élevée de la verge. des onctions mercurielles, des injections variées entre le gland et le prépuce. On recommande encore un régime sévère, peu excitant, des boissons délayantes, les purgatifs légers, le repos. Pour prévenir les érections. on prendra du camphre, du lupulin, du bromure de potassium.

Enfin, dans le cas de phimosis entretenu par la longue durée des chancres, il faut avoir recours à la *circoncision*, qui se fait avec le bistouri ou le thermo-cautère. en vue de prévenir l'hémorragie. On panse avec l'iodoforme et, en un laps de temps assez court, la guérison s'obtient.

Paraphimosis vénérien

On donne ce nom à l'étranglement de la verge, déterminé par l'ouverture trop étroite du prépuce, déplacée et retenue en arrière de la couronne du gland.

Les causes du paraphimosis sont nombreuses. Chez les enfants, c'est la curiosité ou de mauvaises habitudes qui les conduisent à mettre leur gland à découvert. Un léger effort y suffit, puis un peu de gêne circulatoire, de la turgescence ou un commencement d'érection se produisant, il leur est impossible de replacer leur prépuce.

Chez l'adulte, c'est dans d'autres circonstances. Ce sont, par exemple, des soins de propreté rendus nécessaires par un coït suspect, de la démangeaison ou un écoulement. C'est quelquefois cette croyance naïve que l'on est moins exposé à gagner du mal vénérien en tenant son gland à découvert. Ce peut être, enfin, la nécessité de voir et de panser des chancres sous-préputiaux, ou de soigner une chaudepisse, voire même une simple balano-posthite.

Symptômes. — Voici comment se produit le paraphimosis. L'anneau préputial étroit et peu extensible étant, pour une cause ou pour une autre, ramené dans la rainure de la verge, y produit une véritable ligature qui étreint le gland à la base. Cette constriction, si les parties ne sont pas immédiatement replacées, entraîne en très peu de temps une gêne circulatoire. Les veines de la verge sont comprimées, les corps caverneux s'engorgent, le gland augmente de volume et durcit, la turgescence se propage à la verge. Il se développe de l'œdème. Les parties du prépuce situées en avant et en arrière de l'anneau, rougissent, se tuméfient et forment au-dessus et au-dessous du gland une série de bourrelets, séparés par des sillons. Le paraphimosis est établi. Ainsi, formation d'une bride d'étranglement, gêne circulatoire et tuméfaction du gland, infiltration de sérosité et œdème du prépuce, telles sont les trois phases qui marquent le début du paraphimosis.

A ces symptômes viennent bientôt se joindre, vers le troisième jour, des phénomènes d'inflammation, tels que rougeur, douleur, augmentation de volume de la verge, qui tend à prendre des proportions énormes, etc.

Les progrès de la maladie ont quelquefois pour conséquence une gêne dans l'émission des urines; il survient de la fièvre, de l'insomnie, etc. Enfin, si le paraphimosis n'est pas réduit, il se produit l'ulcération et la mortification partielle ou totale de l'anneau, cause de l'étranglement.

A ce moment, et une fois l'eschare tombée, les phénomènes d'étranglement s'amendent, la circulation se rétablit, l'œdème diminue et, à la longue, l'inflammation disparaît, à mesure que la cicatrisation s'opère.

Comme pour le phimosis, les complications sont ici le *phlegmon*, la *gangrène du prépuce* et surtout la *gangrène du gland*, ce qui se comprend en raison de la constriction exercée par l'anneau préputial.

Traitement. — Le paraphimosis n'est autre chose qu'un déplacement accidentel du prépuce : aussi la constante préoccupation qu'on doit avoir c'est de ramener les parties dans leur position normale et de tenter la réduction du déplacement. Toutefois ont doit, avant de s'y résoudre, essayer le traitement médical qui souvent suffit.

Il y a trois méthodes de traitement du paraphimosis : 1º l'expectation ou le traitement médical; 2º la réduction; 3º le débridement.

Le *traitement médical* consiste à recourir à des palliatifs qui calment la douleur et l'impatience du malade. Les moyens dont on se sert habituellement sont les applications de compresses résolutives froides : eau blanche, alcool camphré, eau phéniquée, les injections de morphine, les onctions laudanisées, les bains ; s'il y a abcès ou gangrène, on panse avec du vin aromatique.

La *réduction* est faite à l'aide des mains et prend le nom de *taxis*.

Voici le procédé classique : il consiste à embrasser la verge, en arrière de l'étranglement, entre les doigts indicateurs et médians de chaque main, puis à presser sur le gland avec les deux pouces, d'abord de côté pour en diminuer le volume, puis directement d'avant en arrière pour le refouler, pendant que les autres s'efforcent de ramener le prépuce en avant. On a au préalable enduit la base du gland et le collet du prépuce d'un peu d'huile, afin de faciliter le glissement des parties l'une snr l'autre sans nuire à l'action des doigts.

Quant au *débridement*, il consiste, une fois l'anesthésie locale produite à enfoncer, un bistouri sous l'anneau d'étranglement et à couper de dedans en dehors.

Douleurs urétrales et périurétrales

La blennorhagie est souvent accompagnée et surtout suivie de douleurs dans le canal, au périnée, au col de la vessie, aux testicules et sur d'autres points de la région génitale. Ces douleurs prennent quelquefois un caractère franchement névralgique. Certains malades présentent, en plus, une sorte de névropathie générale, avec tristesse, préoccupations exagérées de leur mal et tous les signes de l'hypochondrie.

Abcès périurétraux

Cette affection est assez rare; elle est produite par l'extension de l'inflammation aux tissus qui entourent l'urètre.

Les écarts de régime, la masturbation, le coït, la rupture violente de la corde dans la blennorragie *aiguë*, en sont les causes habituelles.

Ces abcès s'observent dans tous les points de la portion pénienne du canal. Ils sont surtout fréquents au niveau du frein, au-dessous de la fosse naviculaire et au niveau du bulbe de l'urètre. C'est, en effet, dans ces différentes régions du canal que s'établit de préférence la blennorrhagie.

Les symptômes, au début, passent généralement inaperçus et se confondent avec ceux de la chaudepisse aiguë. Mais, bientôt, survient en un point une douleur fixe, très vive, insupportable à la pression : à ce niveau, on remarque aussi de l'empâtement et une certaine dureté. Au bout de deux ou trois jours, la tuméfaction devient apparente, parfois même il y a de la fluctuation.

Ces abcès, lorqu'ils siègent au niveau du frein, sont de la grosseur d'une aveline, d'une cerise ou d'un petit pois, situés sur l'un des côtés du frein. Souvent ils sont bilobés et font saillie de chaque côté. A la région spongieuse et au bulbe, ils sont bien plus volumineux et ont une forme généralement arrondie ou aplatie.

Les abcès urétraux ont une grande tendance à s'ouvrir dans le canal, accident sérieux qu'on prévient en se hâtant d'inciser, afin d'éviter des *fistules urinaires*, difficiles à guérir.

Lymphite

La lymphite ou inflammation du réseau lymphatique de la verge est une complicacation assez fréquente de la blennorrhagie.

Aucun signe précurseur n'annonce cette complication, qui s'observe surtout quand la maladie est très aiguë. Le tissu cellulaire du dos de la verge s'engage et s'infiltre ; on y sent de l'empâtement et de l'œdème. Cet œdème s'étend au prépuce, au frein et sur le dos de la verge ; on sent les vaisseaux lymphatiques plus volumineux, plus durs et tendus comme une corde, qu'on suit parfois, d'une part jusqu'au frein, d'autre part jusqu'au pli de l'aine, où les glandes présentent aussi un certain degré d'engorgement. La peau est souvent rouge, érysipélateuse. Enfin, la pression développe sur tous ces points des douleurs d'autant plus vives que l'inflammation est plus aiguë.

Cet accident cède généralement à l'emploi des purgatifs, aux enveloppements de la verge avec des linges trempés dans des liquides résolutifs, eau blanche, etc.

Adénite

On donne le nom d'*Adenite* ou de *bubon blennorrhagique* à l'inflammation des glandes de l'aine. C'est une complication assez fréquente de la blennorrhagie. Il en sera plus longuement question à propos des adénites vénériennes étudiées dans leur ensemble (voir. Bubon).

Prostatite

La prostate est une glande située à la partie inférieure du col vésical qu'elle embrasse. Elle est abondamment pourvue de filets nerveux et secrète un liquide blanchâtre, semblable au sperme, mais moins visqueux. Elle est traversée par le canal de l'urètre, par les conduits éjaculateurs et par ses propres conduits excréteurs. Quant à son volume, il est très variable, il acquiert, dans certains cas, des dimensions énormes, surtout chez les vieillards.

La prostatite est l'inflammation de la prostate. Elle est, sans contredit, une des complications les plus fâcheuses de l'urétrite.

Les causes de la prostatite sont à peu près les mêmes que celles de la cystite et de l'orchite.

L'usage intempestif et prématuré des balsamiques, les injections irritantes, les excès de coït, les marches forcées, sont autant d'autres causes qui peuvent lui donner naissance ; mais celle qui la détermine le plus souvent, c'est la constipation qui, par les efforts de défécation qu'elle provoque, amène la congestion du petit bassin.

La prostatite se manifeste ordinairement vers la deuxième ou la troisième semaine de la blennorrhagie ; elle débute par un ensemble de symptômes qui pourraient presque la faire confondre avec la cystite. Le malade éprouve une douleur profonde au périnée et une très grande difficulté à uriner ; l'urine, qui ne sort que goutte à goutte, produit une sensation de brûlure.

Les symptômes généraux sont beaucoup plus marqués que dans la cystite. La fièvre est vive, l'appétit nul, la soif ardente. Il y a de l'insomnie et des pollutions extrêmement douloureuses, produisant une éjaculation de sperme teint de sang. La position assise et le croisement des jambes sont impossibles; la défécation est excessivement pénible.

La région du bas-ventre est tendue, douloureuse, surtout lorsque la rétention devient complète. A ce moment, il peut se manifester des épreintes, la face du malade devient anxieuse, le pouls petit, la souffrance est intolérable; mais tous les symptômes cessent dès que l'on a évacué la vessie par la sonde.

La durée de la prostatite est de deux ou trois semaines dans les cas ordinaires; c'est du sixième au huitième jour que les différents symptômes commencent à s'amender. La terminaison la plus fréquente, c'est la résolution; dans ce cas, la pesanteur du périnée, les douleurs occasionnées par la défécation diminuent; le malade peut s'asseoir et croiser les jambes sans douleurs; la fièvre tombe, l'appétit revient, les urines deviennent de plus en plus faciles, et l'écoulement blennorrhagique, qui avait cessé, reparaît peu à peu.

Si l'affection doit se terminer par la suppuration, le malade est pris de frissons, mais la fièvre diminue. L'impossibilité d'uriner subsiste, mais les douleurs cessent en partie. Le pronostic est plus ou moins grave, suivant la région dans laquelle le pus se fraie une issue. Le cas le plus heureux est celui où l'abcès s'ouvre dans le rectum. S'il s'ouvre par le périnée, le pronostic, quoique plus grave que pour le cas précédent, peut être encore quelquefois préférable ; mais s'il s'ouvre dans la vessie ou dans l'urêtre, l'issue de l'affection sera probablement funeste. L'urine, pénétrant dans le foyer de l'abcès, activera la suppuration, et tout le tissu de la glande finira par disparaître ; l'enveloppe fibreuse subsistera, et elle formera une espèce de cloaque rempli de pus et d'urine.

Si l'abcès s'ouvre à la fois dans l'urêtre et dans le rectum, il laissera après lui une fistule urétro-rectale.

Le traitement de la prostatite ne diffère en rien, pour les moyens généraux à employer, de celui de la cystite. Ce sont toujours les antiphlogistiques et les dérivatifs qui en sont la base. Mais il y a en outre une indication importante à remplir, c'est d'ouvrir l'abcès formé par la suppuration de la prostate aussitôt que la fluctuation s'y manifeste ; on doit l'ouvrir dans la région où il fait saillie et où il paraît devoir se frayer une issue. Dans le cas où l'on n'aura pas pu éviter la formation d'une caverne urineuse dans la glande réduite à son enveloppe fibreuse, on devra essayer les injections iodées.

Une dernière terminaison de la prostatite, c'est la terminaison par hypertrophie. Elle devient une gêne pour la miction, elle entretient un état inflammatoire du canal et peut amener plus tard des rétentions complètes. On doit, pour la faire disparaître, avoir recours aux résineux, aux fondants (ciguë, iodure de potassium, huile de foie de morue) et surtout aux révulsifs locaux (pointes de feu ou cautères à la potasse, au périnée (1).

Cowpérite blennorrgagique

Les glandes de Cowper, ainsi appelées du nom de l'auteur, qui les a le mieux décrites, sont situées au-dessous de la portion membrane use de l'urètre ; elles ont le volume d'un petit pois.

Leur inflammation peut être déterminée par l'abus du coït, le cathétérisme, l'équitation, ou être la suite de rétrécissements urétraux anciens ; mais le plus souvent cette maladie est une complication de la blennorrhagie et l'effet de l'extension de l'inflammation blennorrhagique de la muqueuse du canal à celle de ces glandes.

La cowpérite se présente habituellement sous la forme d'une inflammation phlegmoneuse avec suppuration, abcès.

D'ordinaire, l'inflammation se borne à une seule glande, et plus souvent à gauche qu'à droite. Elle ne survient guère avant le

(1) Belhomme et A. Martey, *Maladies vénériennes*, Masson, éditeur.

quinzième jour de la blennorrhagie, époque à laquelle la maladie n'a pas encore pénétré dans les régions reculées du canal. Si donc dans le cours de la troisième ou quatrième semaine, le malade éprouve une tension douloureuse au périnée, on doit craindre une cowpérite. Si la douleur devient lancinante, la glande est affectée. Il survient alors de la tuméfaction, et bientôt il se forme une petite tumeur nettement limitée, ovoïde, du volume d'un haricot ou d'une noisette. Les jours suivants, l'inflammation augmente, les douleurs sont plus vives, le gonflement est plus considérable, la peau rougit, la fluctuation apparait, et enfin le pus se fait jour par une ouverture de la peau.

Quelquefois il y a de la fièvre, de l'embarras gastrique et d'autres symptômes généraux.

Comme pour la prostatite, dès que la fluctuation est perçue, il faut se hâter d'inciser l'abcès, de façon à éviter l'ouverture du côté du canal et les fistules urinaires consécutives.

Cystite

La cystite est l'inflammation de la membrane qui tapisse l'intérieur de la vessie ou réservoir de l'urine ; cette inflammation reconnait différentes causes : ainsi on l'observe à la suite de blessures à la vessie, après l'application de vésicatoires ; elle est fréquente chez les poitrinaires ; mais la cause la plus ordinaire est cette maladie si bien connue et à laquelle chacun paye ou paiera son tribut, c'est dans le cours d'une blennorrhagie ou après elle que la cystite se déclare.

Un homme est atteint de blennorrhagie, l'écoulement est sinon supprimé, du moins diminué, le malade se croit à la fin de ses maux, il veut se dédommager de la longue abstinence à laquelle l'ordonnance du médecin l'a condamné, il boit dn vin, de la bière, du café, et oubliant peut-être même toute prudence, offrira-t-il des dommages à Vénus, oubliant la blessure encore saignante qu'il lui doit, mais ces excitations sont passagères et de cruelles douleurs vont bientôt fuire expier l'imprudence et le plaisir d'un moment. Jugez-en :

Subitement, le voilà pris d'un besoin fréquent et incessant d'uriner ; à chaque tentative cependant il ne rend que peu d'urine. Dans certains cas, le besoin se répète jusqu'à cinquante fois et plus par jour. Cependant, malgré tous les efforts, l'urine demeure dans la vessie, qu'elle gonfle, et qui se présente alors sous la forme d'un globe dur. En même temps le malade ressent une douleur affreuse qui s'étend vers le fondement et jusqu'aux reins, mais c'est surtout au moment où il urine que la douleur est la plus vive, le malade, torturé par la violence du mal, se cramponne à un meuble ; mais ses efforts n'amènent que l'expulsion de quelques gouttes sanglantes et laiteuses. L'urine, aussitôt après avoir été rendue, est légèrement trouble et rougeâtre, mais devient rapidement trouble et répand une odeur désagréable : laissez-la reposer, et vous verrez au fond du verre un dépôt nuageux tellement épais que dans certains cas l'urine ne forme qu'une couche légère au-dessus de lui. L'état général du malade se ressent de ces symptômes dans les cas graves, il éprouve une fièvre ardente et est en proie à une agitation extrême, couvert de sueurs, tout le corps exhale l'odeur de l'urine ; dans certains cas, on observe des nausées et des vomissements.

La gravité des cystites n'est pas la même dans tous les cas; elles se terminent souvent par la disparition graduelle de la douleur et par le retour à la santé, mais dans d'autres cas moins heureux, que l'on observe surtout chez les vieillards et chez les femmes, les urines renferment du pus, l'état général s'aggrave et le malade est enlevé rapidement.

Traitement. — Au début de la maladie c'est le cubèbe qui vous rendra les plus grands services, donnez-le sous la forme suivante :

Cubèbe pulvérisé. . . . . 30 gr.
Poudre de feuilles de belladone. 2
Bicarbonate de soude 2

Faites trente paquets dont vous prendrez quatre par jour.

En même temps, faites boire des eaux alcalines, telle que l'eau de Vichy ou bien de l'eau de lin dans laquelle vous aurez fait dissoudre du bicarbonate de soude en quantité suffisante. L'alimentation devra se composer de bouillons de poulet ou de veau, ou encore de laitage, dont le malade boira deux litres par jour.

La liberté du ventre sera l'objet d'une surveillance spéciale. Pour l'entretenir, donnez fréquemment au malade des eaux minérales laxatives, telles que l'eau de Birmenstorff, d'Hunyadi-Janos ou d'Aulus.

Ces moyens ne devront pas vous faire négliger le traitement externe qui est, lui aussi, d'une grande efficacité.

Pendant le cours de la cystite, le malade se trouvera bien de prendre des bains de siége tièdes, d'un quart d'heure environ, ils diminueront beaucoup l'intensité de la douleur, les bains alterneront avec des bains entiers au bicarbonate de soude ou à la guimauve, à la morelle ou au tilleul.

Dans la période la plus aiguë des douleurs, les lavements morphinés seront très utiles, vous les composerez ainsi qu'il suit :

Huile. . . . . 100 gr.
Chlorydrate de morphine . 2 centig.

Quelques sangsues à l'anus soulageront également le malade , si la douleur ne cède pas, essayez l'application d'un emplâtre belladonné sur le ventre ; voici la formule de ce dernier :

Extrait alcoolique de belladone.   45 gr.
Résine élémi 10
Cire blanche 5

Faites dissoudre la cire et la résine, mêlez-y l'extrait et étendez sur une toile.

Enfin, un dernier moyen également très efficace pour combattre les douleur de la cystite aiguë, un vésicatoire camphré que l'on prépare ainsi :

Elemi. . . . . 100 gr.
Huile d'olive. 40
Onguent basilicum 300
Cire jaune 300
Cantharides en poudre . . . . ., 420

Étendez le tout sur du taffetas gommé et répandez à la surface du vésicatoire quelques gouttes d'éther camphré.

Enfin, pour combatre l'insomnie si pénible dans le cours de la maladie, vous vous trouverez bien de faire prendre chaque soir au malade deux à trois cuillerées de sirop de chloral qui lui procureront un sommeil calme et réparateur.

Rupture du canal - Hémorragie urétrale

C'est dans les cas de chaudepisse cordée que surviennent les hémorragies. Lorsque les tissus sont aussi tuméfiés, il suffit d'une érection violente, d'un excès de coït ou d'une excitation un peu vive, pour amener la rupture du canal ; mais le plus ordinairement c'est par suite d'une violence exercée volontairement sur la verge, dans le but de rompre la corde, que les hémorragies ont lieu. L'hémorragie qui en est la conséquence est généralement peu grave, elle soulage momentanément et s'arrête d'elle-même ; la petite plaie de l'urètre se cicatrise et tout se borne là. Mais si la déchirure du canal a été très étendue, ou si l'on a affaire à des sujets lymphatiques, ou chloro-anémiques, chez lesquels le sang a perdu sa plasticité, il peut arriver que l'hémorragie prenne un caractère inquiétant, et que le chirurgien soit obligé d'intervenir. Dans certains cas l'écoulement est très abondant et difficile à arrêter, il faut alors employer les lotions et les applications froides d'eau, la glace, les injections astringentes. Celles au perchlorure de fer, à la dose de 1 ou 2 grammes pour 100 d'eau, sont les plus efficaces. Chez quelques malades, le sang s'accumule dans l'urètre, y forme un caillot, et détermine une rétention d'urine ; on devra, dans ces cas, pratiquer le cathétérisme avec une sonde ou une bougie flexible. Les hémorragies, suite de la rupture de l'urètre n'occasionnent ordinairement pas d'autres accidents ; cependant si la déchirure est un peu étendue, si elle comprend toute l'épaisseur du canal, le sang peut s'infiltrer dans le tissus cellulaire de la verge, l'urine même peut y pénétrer, et l'on comprend facilement les conséquences fâcheuses qui peuvent en résulter. Enfin, il faut ajouter encore la production des rétrécissements du canal par suite de la cicatrice de la plaie urétrale ou de l'épanchement plastique qui se fait autour d'elle. « J'ai été appelé, dit Cullerier, à donner des soins à un jeune homme qui, souffrant beaucoup d'une chaudepisse cordée, s'était fait donner, par un de ses amis, un coup violent sur sa verge ; il s'en suivit une hémorragie qui céda au bout de quelques heures à des applications locales froides et à quelques injections avec de l'eau vignaigrée ; mais le lendemain, pendant une érection, le sang repartit avec abondance et continua de couler, malgré l'emploi des mêmes moyens. Lorsque je vis le malade, il était pâle, décoloré, le pouls très faible : l'hémorragie durait depuis six heures. Des injections au perchlorure de fer ayant été convenablement faites sans résultat, j'introduisis avec précaution un sonde de gomme d'un gros calibre dans la vessie, et j'établis une légère compression à l'extérieur de la verge. Le sang s'arrêta, mais par précaution je maintins la sonde à demeure pendant quelques jours ; ce qui probablement prévint l'infiltration urineuse qui aurait pu être la conséquence de la plaie du canal de l'urètre. »

Orchite blennorrhagique.

On donne le nom d'*orchite* (épididymite, chaudepisse tombée dans lesbourses, etc.), à l'inflammation du testicule.

Nature, mécanisme et causes de l'orchite. — Quelle est la nature de l'orchite ? Comment se produit cette affection ?

Pour répondre à ces questions, on a invoqué plusieurs théories. L'opinion la plus généralement admise, c'est la prorogation de l'inflammation par voisinage. Je me rattache à cette opinion, la regardant comme la plus rationnelle ; en effet, on peut suivre la marche progressive de l'inflammation, et il est facile de voir que le canal déférent, l'épididyme, puis le testicule se prennent successivement.

L'époque de l'apparition de l'orchite, dit

Cullerier (1), est un argument puissant en faveur de la propagation de l'inflammation par continuité des tissus. En effet, l'orchite se développe rarement dans la première semaine de la blennorrhagie, et très fréquemment de la quatrième à la sixième, lorsque l'inflammation s'est retirée dans les parties les plus profondes de l'urètre. Une fois qu'elle est arrivée dans la région prostatique, il lui est facile de se propager à travers les canaux éjaculateurs, et d'arriver ainsi aux canaux déférents, à l'épididyme et enfin au testicule.

L'orchite blennorrhagique survient souvent sous l'influence de causes plus ou moins bien déterminées. C'est ainsi que les excès de boissons, les courses à cheval, la danse, les marches trop longues, le coït pendant la chaudepisse, le froissement des bourses, une rétention trop prolongée des urines dans la vessie, sont autant de causes qu'il est impossible de nier. Je ne crois pas que la continence ait jamais donné lieu à l'orchite.

Les injections sont considérées comme une cause de cette complication de la blennorrhagie, mais encore faut-il qu'elles soient composées de liquides trop énergiques ou intempestivement appliquées.

L'influence des causes occasionnelles est évidente, mais il ne faudrait pourtant pas

---

(1). *Maladies vénériennes* — Cullerier.

s'en faire une fausse idée en l'exagérant et en pensant, par exemple, que tous les individus atteints de blennorrhagie, qui évitent ces causes, soient à l'abri de l'orchite. Ce serait s'exposer à des erreurs nombreuses.

Ainsi, il n'est pas rare de voir l'orchite chez des malades qui, sans faire aucune espèce d'excès, soignent attentivement leur chaudepisse ; à côté d'eux, il y en a qui ne gardent aucun ménagement et qui échappent à cette complication.

L'orchite débute ordinairement de la quatrième à la sixième semaine. Tantôt son début est très rapide, tantôt il est très lent. C'est en général par une odeur plus ou moins vive dans le cordon que l'orchite commence. Quelquefois cette douleur remonte vers le canal inguinal, et se fait sentir jusque dans les reins. Souvent aussi le malade éprouve une pesanteur plus ou mois marquée dans les bourses et au périnée ; enfin, dans quelque cas, il existe des envies fréquentes d'uriner. Ces prodromes sont de courte durée.

L'inflammation occupe, en général, un des deux testicules, et quelquefois les deux, l'un après l'autre ou à la fois, Quand l'inflammation passe d'un côté à l'autre et *vice versa*, il y a orchite à bascule.

Une fois que l'inflammation du testicule est établie, que se passe-t-il ? Comment marche la maladie ? Par quels symptômes se révèle-t-elle ? Nous étudierons deux orlres de symptômes, des symptômes généraux et des symptômes locaux.

Un malaise général se fait d'abord sentir. Le malade se plaint d'une douleur qui, partant du cordon, s'irradie dans les reins, dans le ventre et jusque sur la fesse. Cette douleur est quelquefois si forte que le patient est obligé de se condamner à l'immobilité.

La fièvre accompagne souvent l'orchite à son début; mais elle est en général peu prononcée, et n'est qu'un phénomène accessoire. Quelquefois, cependant, elle est assez vive : le mal de tête, le manque d'appétit, la face jaunâtre, la langue chargée indiquent qu'il existe encore un véritable embarras gastrique. Dans certains cas, le mouvement de fièvre est assez intense pour amener du délire ; la figure s'anime, devient rouge. Au bout de quarante-huit heures, tous ces symptômes ont ordinairement cessé ; il est rare qu'ils se prolongent pendant une semaine.

Les différents caractères que peut revêtir l'orchite sont modifiés suivant que l'inflammation porte sur tel ou tel élément qui entre dans la composition de l'organe sécréteur du sperme. Ces éléments sont, dans le cordon : le canal déférent, les vaisseaux sanguins et lymphatiques ; dans les bourses : l'épididyme et le testicule. Selon que ces parties seront prises en même temps ou isolément, l'affection prendra un aspect différent,

et autant de variétés sembleront pour ainsi
dire constituées.

Au point de vue de l'intensité, l'orchite
passe par tous les degrés. Quand l'inflammation est légère, on sent, en explorant le
scrotum, que le canal déférent a un peu
augmenté de volume. Au lieu de le trouver
tout au plus de la grosseur d'une plume de
corbeau, on constate que son calibre est au
moins double de l'état normal. En le pressant entre ses doigts, on excite une douleur
plus ou moins vive qui peut remonter jusque dans l'aine et au-delà. En suivant son
trajet, on arrive sur l'épididyme manifestement gonflé. Avant d'étudier la manière
dont se comporte l'épididyme enflammé, je
rappellerai qu'à l'état normal il coiffe le testicule à la manière du cimier d'un casque,
placé qu'il est sur l'extrémité supérieure et
le bord postérieur de la glande.

Quand l'inflammation est légère, l'épididyme conserve assez son aspect général,
qu'elle ait envahi la queue seulement ou
l'épididyme entier. Si l'inflammation devient
plus forte, l'épididyme affecte une forme
et une position sur lesquelles il est bon d'insister.

C'est ainsi que souvent ce canal tortueux
se développe de tous côtés et forme une tumeur aussi grosse qu'un petit œuf de poule.
En palpant, on sent donc deux tumeurs,
une antérieure, le testicule ; l'autre postérieure, l'épididyme. D'autres fois, il s'étend

en largeur et reçoit le testicule comme dans une cupule, dont la cavité est tournée en avant. Enfin, au lieu de se développer en masse ou sous forme de cupule, l'épididyme peut se développer en long, alors sa tête et sa queue viennent empiéter sur le bord antérieur du testicule.

Dans tous les cas, l'épididyme entier se trouve pris, mais il peut ne l'être qu'en partie C'est aussi que la tête ou la queue peuvent être prises séparément.

Quelquefois il existe sur l'épididyme des bosselures qui pourraient faire croire à de véritables tubercules, si leur diminution rapide ne venait pas prouver une simple inflammation.

Dans tous ces cas d'épididyme légère, il arrive souvent que le testicule ne paraît pas pris; il est souple et n'a pas augmenté de volume; il n'est pas douloureux à la pression. Si le testicule est pris, il est tuméfié, très douloureux ; son volume peut doubler.

La souffrance que les malades éprouvent est quelquefois assez forte pour leur arracher des cris ; leur figure est pleine d'anxiété, ils redoutent les moindres mouvements, et l'examen des organes génitaux leur est très pénible.

Quand le testicule est envahi, il s'adosse d'une manière si intime à l'épididyme, que les deux tumeurs n'en forment pour ainsi dire qu'une seule.

Mais les choses ne se passent pas toujours

aussi simplement. Quand l'orchite est intense, les symptômes locaux sont plus accusés. Le canal déférent est énorme, gros comme le petit doigt, très douloureux. Il n'existe plus qu'une corde volumineuse qui, se réunissant à l'épididyme fortement gonflé, forme une tumeur en masse remontant vers le pli de l'aine.

Les bourses du côté malade sont très distendues, la peau est lisse, rouge, chaude. Le côté sain, dont la peau est flasque et ridée, disparaît presque complètement derrière cette masse enflammée. Quand les bourses sont ainsi tuméfiées, il est difficile, sinon impossible, de reconnaître les divers éléments qui s'y trouvent renfermés. L'épididyme et le testicule constituent alors un empâtement général une masse commune.

Entre ces deux extrêmes, l'orchite légère et l'orchite intense, il y a une foule de degrés, de nuances dont il est impossible de tenir compte dans une description.

Pendant l'orchite, la sécrétion spermatique peut être troublée. Elle est habituellement augmentée ; il y a des éjaculations fréquentes et très douloureuses. Enfin, le sperme est quelquefois sanguinolent, mais ce mélange du sang au sperme n'a rien de grave ; il est le résultat de l'inflammation du testicule. Plusieurs auteurs disent avoir observé du pus dans le sperme ; la chose est possible, mais je n'ai jamais été à même de le constater.

L'orchite dure ordinairement de quinze à vingt jours ; je ne parle que de l'orchite simple, bien entendu. Les orchites auxquelles M. Ricord a donné le nom si juste d'*orchites à bascule*, c'est à dire d'orchites dans lesquelles l'inflammation, après avoir parcouru ses périodes dans un testicule, passe du côté opposé, rentre dans les cas exceptionnels, et leur durée est souvent longue.

C'est vers le cinquième ou le sixième jour que l'orchite atteint son maximum d'intensité. A partir de ce moment, tous les symptômes que nous avons décrits disparaissent peu à peu. Ainsi le scrotum diminue de volume, la peau se recouvre de petites écailles furfuracées, et ses plis reparaissent. Le testicule et l'épididyme sont facilement sentis et séparés l'un de l'autre par la palpation ; ils diminuent aussi de volume, et c'est le testicule qui commence à diminuer le premier. Alors la souffrance s'affaiblit ou disparaît complètement, la fièvre tombe, et les malades reprennent leur calme.

Si le canal déférent et le testicule reviennent vite à l'état normal, il n'en est pas de même de l'épididyme ; la résolution marche d'abord assez promptement, puis elle se ralentit considérablement ; et quand la tête et le corps ont repris leur volume normal, il est facile de sentir que la queue est encore indurée, gonflée, à l'état de noyau plus ou moins volumineux. Cette induration, qui tourmente beaucoup de malades, peut persister encore plusieurs mois, et des années.

La résolution est donc lente et souvent imparfaite ; mais c'est la terminaison la plus fréquente.

La terminaison par suppuration est très rare.

L'augmentation de volume du testicule est très rare après l'orchite ; on l'a observée quelquefois chez des malades affectés de plusieurs orchites. L'atrophie s'observe moins rarement, on a vu des testicules réduits au volume d'un haricot.

En général, l'orchite est peu grave, excepté lorsqu'elle se termine par suppuration. Car alors la destruction de la glande séminale peut être absolue.

La stérilité peut être enfin le résultat de l'orchite bilatérale, par suite de l'exsudation qui se fait dans l'épididyme et qui en obstrue les canaux.

Traitement. — Le malade doit garder le repos au lit ou étendu sur une chaise longue ; les bourses sont relevées à l'aide d'un tampon de linge ou de toute autre matière, d'un volume convenable, placé entre la racine des cuisses ; on les recouvre de cataplasmes émolients, soit de graine de lin, soit de fécule de pommes de terre, ou bien de compresses imbibées d'eau de guimauve ou d'extrait de saturne ; ces différents topiques sont arrosés, si la douleur est vive, de laudanum ou d'huile de jusquiame.

Le traitement par les émissions sanguines, dès le début, donne presque toujours aussi un bon résultat. On applique dans ce cas, douze ou quinze sangsues, soit sur les bourses, soit à la région de l'aine, soit encore, et c'est là la meilleure façon d'agir dans la plupart des cas, moitié sur les bourses et moitié à l'aine. On doit laisser saigner les piqûres pendant trois ou quatre heures.

Tous les jours ou tous les deux jours, le malade prend un grand bain dans lequel il reste au moins une heure ; ces bains calment ses souffrances et produisent un grand bien-être. Le ventre doit être libre, soit au moyen de lavements émollients, soit à l'aide d'huile de ricin, de sulfate de magnésie, de sulfate de soude, etc.

Avec ce traitement simple, on arrive à guérir la plupart des orchites en dix à vingt jours.

Comme régime, diète sévère au début; mais à mesure que l'inflammation diminue, le malade reprend son alimentation ordinaire.

Pour boisson, il prendra des tisanes d'orge miellée, de graine de lin, chiendent, etc.

Arthrite ou rhumatisme blennorrhagique

Cette affection apparaît surtout au déclin de la blennorrhagie. Elle atteint surtout l'articulation du genou; quoique les autres articulations soient susceptibles de s'enflammer aussi.

Tout individu qui a une blennorrhagie ne se trouve pas exposé à cette complication; il semble, en effet, qu'il faille une prédisposition spéciale pour qu'elle se montre. De même le malade qui a déjà été atteint de cette complication a-t-il de grandes chances pour la voir se reproduire avec les nouveaux écoulements qu'il contractera dans la suite.

C'est une affection plus fréquente chez l'homme que chez la femme, ce qui est facile à comprendre, puisqu'il faut une inflammation de l'urètre pour qu'elle apparaisse et on sait que l'urétrite est relativement rare chez la femme.

Les causes qui favorisent son développement sont le froid, l'humidité, la fatigue.

Les rhumatisants n'y sont pas plus prédisposés.

L'affection peut débuter d'emblée par l'articulation qui augmente de volume et devient douloureuse; d'autres fois, les symptômes articulaires sont précédés d'un malaise général, de frissons, d'inappétence, de fièvre, et ce n'est que plus tard que l'articulation se prend.

Une fois la maladie établie, on observe les mêmes phénomènes que dans les autres inflammations articulaires aiguës, avec un peu moins de violence toutefois.

La douleur est peu vive, elle est augmentée par les mouvements qui sont limités et difficiles. Le gonflement est généralement très marqué, ce qui tient à l'abondance de l'épanchement. Habituellement la peau conserve sa coloration normale; quelquefois cependant elle est rouge, tendue et douloureuse.

Il n'y a pas de fièvre.

L'arthrite blennorrhagique apparaît de la troisième à la cinquième semaine de la blennorrhagie, quelquefois plus tard. La marche est chronique. La durée varie entre quinze et cinquante jours. Elle peut se terminer par résolution, par hydarthrose ou par tumeur blanche : cette dernière terminaison est surtout à craindre chez les lymphatiques, les scrofuleux et les débilités. Le pronostic de cette affection présente donc une certaine gravité.

La cause principale de cette maladie étant la blennorrhagie, c'est donc cette dernière qu'il faut faire disparaître par tous les moyens possibles : copahu et cubèbe à toutes doses, injections astringentes, injections de nitrate d'argent et même cautérisation du canal. En même temps on soignera l'articulation malade : on appliquera des sangsues, des vésicatoires, des pommades résolutives : onguent mercuriel, iodure de potassium, iodure de plomb, etc.

On donnera des purgatifs à l'intérieur, si l'épanchement articulaire est abondant, on fera de la compression à l'aide d'un bandage bien appliqué; au besoin, on placera le membre dans un appareil inamovible plâtré.

Enfin, à la dernière période, lorsque toute inflammation aiguë aura disparu, on se trouvera bien des bains sulfureux et des douches. Si le malade est débilité, on lui donnera des ferrugineux, une alimentation tonique et reconstituante; s'il est scrofuleux, l'huile de foie de morue et l'iodure de potassium.

Iritis blenrorrhagique

C'est une inflammation des membranes profondes de l'œil, qui accompagne quelquefois l'arthrite et la blennorrhagie.

On combat cette affection par les sangsues, les purgatifs, les vésicatoires à la nuque et en même temps, par des instillations avec :

Eau distillée . . . . . . 20 grammes.
Sulfate d'atropine. . 0,02 centig.

Blennorrhagie chez la femme

La blennorrhagie, chez la femme, a pour siège le canal de l'urètre et le conduit vulvo-utérin. Habituellement, une partie seulement de cette grande surface muqueuse est envahie, et la blennorrhagie se trouve limitée à la vulve, au canal de l'urètre, au vagin et au col de l'utérus.

Il y a donc chez la femme une blennorrhagie vulvaire, une blennorrhagie urétrale, une blennorrhagie vaginale et une blennorrhagie utérine.

Blennorrhagie vulvaire. — Elle s'annonce au début par une démangeaison qui pousse quelquefois les malades à rechercher le coït ou à se livrer à la masturbation. Plus tard, cette démangeaison est remplacée par une cuisson plus ou moins vive, une sensation de chaleur, de brûlure, surtout lors de la marche et quand la femme urine.

L'écoulement est d'abord blanc, puis devient au bout de deux ou trois jours blanc-jaunâtre, épais, crémeux et muco-purulent. Il baigne les parties malades, s'écoule au dehors, tache le linge comme le muco-pus de la blennorrhagie de l'homme. Il se répand aussi chez les femmes malpropres, sur les parties voisines de la vulve et détermine alors une inflammation de la partie supérieure des cuisses ou de la rainure interfessière.

Lorsque la blennorrhagie vulvaire est très aiguë, elle peut se compliquer de l'inflammation de la glande vulvo-vaginale et de gonflement (œdème) des petites lèvres.

Cette blennorrhagie guérit facilement et disparaît en une quinzaine de jours, quelquefois sous l'influence des seuls soins hygiéniques.

Néanmoins, elle passe quelquefois à l'état chronique, et l'écoulement devient moins abondant et moins épais; on l'a comparée à la goutte militaire de l'homme.

Des végétations s'observent fréquemment dans la blennorrhagie vulvaire chronique.

Complications. — La blennorrhagie vulvaire se complique quelquefois, comme nous l'avons dit, d'un gonflement des lèvres, d'un engorgement ganglionnaire, et surtout de l'inflammation de la glande *vulvo-vaginale,* inflammation analogue à la cowpérite de l'homme.

Inflammation de la glande vulvo vaginale ou cowpérite de la femme. — Les glandes vulvo vaginales, connues autrefois sous le nom de glandes de Cowper, sont très sujettes à s'enflammer dans la blennorrhagie vulvaire.

La cowpérite de la femme siège habituellement d'un seul côté. Elle s'annonce par des douleurs au niveau de la glande malade. Ces douleurs sont lancinantes, pulsatives. La tuméfaction, tout d'abord proportionnelle au degré d'inflammation, ne tarde pas à devenir plus considérable : la glande acquiert la grosseur d'une noix et ferme en partie l'entrée du vagin. La tumeur ne tarde pas à se ramollir, et il se forme un abcès qui s'ouvre dans le vagin où par le conduit excréteur de la glande. Le pus une fois évacué, les tissus s'affaissent, et au bout d'une semaine la glande est revenue à son état normal.

Traitement. — La blennorrhagie vulvaire exige le repos absolu.

Les attouchements avec une solution de nitrate d'argent (10 centigr. de nitrate d'argent pour 30 grammes d'eau) hâtent la guérison.

On isolera les surfaces au moyen de charpie ou de linge fin.

La cowpérite exige, au début, des cataplasmes, des bains de siége. Une fois la suppuration établie, on doit ouvrir l'abcès.

Blennorrhagie urétrale. — La blennorrhagie urétrale chez la femme, résulte de l'inoculation directe du pus blennorhagique par le méat urinaire ou de l'extension de l'inflammation vulvaire ou vaginale au canal de l'urètre.

La maladie s'annonce par une légère démangeaison du méat et du canal. Bientôt c'est une douleur et une cuisson accompagnant chaque émission d'urine.

L'écoulement ne tarde pas à se prononcer Le pus remplit le canal et arrive au méat sous forme de goutte qui tombe en bavant sur les petites lèvres.

Après avoir eu une marche progressive, l'inflammation devient stationnaire et finit par disparaître. Elle passe quelquefois à l'état chronique.

Traitement. — Comme chez l'homme, le copahu et le cubèbe touvent ici, et aux mêmes doses, leur application. Quant aux injections, elles se font avec les mêmes solutions, mais à des doses doubles et mêmes triples, car le canal est beaucoup plus tolérant. De toutes ces solutions, la meilleure est celle de nitrate d'argent (10 centigr. pour 30 grammes d'eau).

Blennorrhagie vaginale. — Elle a pour symptômes locaux un sentiment de chaleur, de cuisson, un écoulement muco-purulent. La chaleur, la cuisson, la brûlure sont surtout marquées après la marche à cause du frottement. Il y a alors des douleurs qui s'irradient dans les aines, les cuisses et le ventre. Les ganglions de l'aine peuvent même se tuméfier.

Cette blennorrhagie a une grande tendance à s'étendre. Du vagin, elle se propage facilement au col de l'utérus, à la vulve et à l'urètre.

Enfin, elle peut passer à l'état chronique.

Traitement. — La blennorrhagie vaginale doit être, comme la blennorrhagie vulvaire, traitée par des attouchements de nitrate d'argent et par les injections astringentes : alun, sulfate de fer, sulfate de zinc, acétate de plomb, ratanhia.

Blennhorrhagie utérine. — Tantôt elle affecte la muqueuse du col, tantôt celle qui tapisse son intérieur.

L'écoulement est abondant; il y a de la fièvre, des douleurs de reins, des irrégularités de menstruation. Elle n'est pas cependant une cause de souffrance pour les femmes dans le coït; au contraire, beaucoup de femmes sont portées à rechercher les rapprochements sexuels, elles ignorent la nature de leur mal, qu'elles confondent avec des flueurs blanches, et c'est ainsi qu'elles transmettent une maladie qu'elles ne croient pas avoir.

La blennorrhagie interne peut se compliquer de métrite, d'ovarite, de pelvipéritonite, d'inflammation des trompes, etc.

Traitement. — La malade, pour être traitée, a besoin d'être examinée au spéculum au moins deux fois par semaine. On la cautérisera avec le crayon de nitrate d'argent, et dans l'intervalle des cautérisations on lui fera prendre des injections astringentes.

Blennorrhagies extragénitales.

BLENNORRHAGIE ANALE

Le véritable écoulement blennorrhagique de l'anus, chez l'homme, est assez rare.

Il est plus fréquent chez la femme. A cela il y a deux raisons : la première, c'est que la sodomie s'exerce plus souvent d'homme à femme; la seconde, c'est qu'il existe entre les orifices vulvaire et anal des rapports de voisinage qui rendent les inoculations de la blennorrhagie génitale à l'anus plus faciles chez la femme que chez l'homme.

Cependant, on a rencontré quelquefois la blennorrhagie anale chez les hommes et chez les enfants, surtout à la suite de manœuvres pédérastiques. Tardieu a pu une fois prendre ainsi dire la contagion sur le fait en constatant une blennorrhagie anale chez un pédéraste qui avait eu des relations notoires avec un autre individu atteint de blennorrhagie urétrale. Guyon cite un cas de blennorrhagie urétrale inoculée accidentellement à l'anus (1). Il s'agissait d'un

____

(1) Dict. des sciences médicales. — Anus.

malade qui avait l'habitude, pour vaincre une constipation habituelle, d'introduire son doigt dans le fondement chaque fois qu'il allait à la selle, et c'est ainsi qu'il avait porté le muco-pus blennorrhagique de l'urètre à l'anus. Ce transport de la maladie s'opère pour ainsi dire tout naturellement, par simple déclivité chez la femme, et il faut de sa part de grands soins de propreté pour l'éviter. Néanmoins la muqueuse anale est peu sensible au contact du principe contagieux de la blennorrhagie.

Les premiers symptômes sont des démangeaisons et de la chaleur à l'anus, une douleur très vive avec sensation de brûlure, de déchirure au moment de la défécation.

L'écoulement est abondant, épais, jaune-verdâtre; il est très âcre, et il détermine habituellement de la rougeur sur la peau de la rainure interfessière, avec cuisson, et tous les symptômes d'un intertrigo.

Si on a affaire à des individus adonnés aux habitudes sodomiques, on trouvera en même temps l'état particulier des fesses, la déformation en entonnoir de l'anus, et au lieu d'une contraction énergique, un certain degré de relâchement des sphincters, et l'effacement plus ou moins complet des plis radiés, indiqués comme signes de la pédérastie passive. La blennorrhagie n'est pas grave. Elle cède vite aux moyens directs et ne passe à l'état chronique que chez les personnes qui, redevables de la maladie, à des rapports antiphysiques, continuent à se livrer à leurs habitudes dépravées.

Comme traitement, à la période aiguë, on prendra des bains entiers et de siége, des lavements émollients, des boissons rafraîchissantes, des purgatifs légers.

Les cautérisations légères avec une solution de nitrate d'argent (10 à 20 centigr. de nitrate d'argent pour 60 grammes d'eau distillée) produisent d'excellents résultats.

Après la période aiguë, des injections d'eau blanche, d'extrait de ràtanhia en solution, des pommades au tannin, à l'oxyde de zinc, etc.

BLENNORRHAGIE BUCCALE

Les cas de blennorrhagie de la bouche sont excessivement rares. On en cite cependant quelques cas.

Baumès raconte qu'un ouvrier vint le consulter dans l'état suivant : il avait la moitié gauche de la lèvre inférieure engorgée, rouge, brûlante, douloureuse, et la muqueuse offrait plusieurs granulations blanchâtres avec un très léger suintement, comme purulent. Cette muqueuse avait absolument l'aspect qu'offre quelquefois la muqueuse du col de l'utérus dans la blennorrhagie de la femme. La maladie s'était développée chez lui à la suite de baisers prodigués sur la vulve d'une femme, qu'il avait su depuis être atteinte de blennorrhagie.

Rodet dit avoir observé sept ou huit fois la blennorrhagie buccale chez des individus qui n'hésitaient pas du reste à l'attribuer à des rapprochements anormaux, c'est à dire au contact de la bouche et de la vulve.

Ces cas avaient été traités par des applications de nitrate d'argent.

Voilà tout ce qu'on sait sur la blennorrhagie de la bouche.

BLENNORRHAGIE AURICULAIRE ET BLENNORRHAGIE NASALE

Quelques auteurs ont encore décrit une blennorrhagie des muqueuses de l'oreille et du nez (blennorrhagie auriculaire, blennorrhagie nasale). Mais les cas en sont si douteux que nous ne nous y arrêterons pas et que nous passerons à l'étude de blennorrhagie de la muqueuse de la conjonctive, blennorrhagie conjonctivale ou ophthalmie blennorrhagique, qui est de beaucoup la plus fréquente de toutes les blennorrhagies extragénitales.

Ophthalmie blennorrhagique

Cette affection est très grave et compromet l'œil si l'on n'agit pas promptement et nergiquement.

La cause de la conjonctivite blennorrhagique est le dépôt sur la muqueuse oculaire du pus blennorrhagique avec les doigts ou un linge souillés de cette matière contagieuse.

Les exemples de cette auto-contagion sont nombreux.

Cullerier, dans ses leçons, en rapporte une observation très concluante. « Un malade, écrit-il, qui a séjourné longtemps dans mes salles, entre pour une blennorrhagie, il avait un œil d'émail; un de ses yeux, en effet, avait été perdu dans son tout jeune âge, je ne sais par suite de quelle affection; il ôtait cet œil artificiel chaque soir et le mettait dans un verre d'eau qui lui servait à laver sa verge. Tout à coup il est pris d'une inflammation très intense du moignon de son œil et de toute la membrane qui tapissait l'orbite, avec écoulement jaune verdâtre et douleurs affreuses. On en cherchait la cause, quand il nous donna les renseignements précédents. Ce fait m'ayant frappé, j'en parlai à Ricord, qui me dit en avoir observé un cas semblable. »

Jarjavai a cité un fait analogue, qui s'est passé dans son service à l'hôpital Saint-Antoine, et qui n'est pas moins significatif. « Un garçon de vingt et un ans, écrit-il, douze jours après un coït suspect, fut atteint d'une blennorrhagie qui persista pendant deux mois. Vers la fin de son traitement, alors que l'écoulement était notablement diminué, le malade se heurta contre un obstacle qui l'atteignit au sourcil gauche, où il y eut une ecchymose étendue. Sur les conseils de ses amis, il se lava les yeux avec ses urines. La nuit même qui suivit cette tentative, les douleurs violentes de l'ophthalmie purulente apparurent. Trois jours après, le jeune homme entrait à l'hôpital avec un écoulement purulent des paupières, une kératite superficielle avec menace de ramollissemant de la cornée. Pendant un mois, le malade fut soumis à un traitement par les collyres et les cautérisations au nitrate d'argent, et il sortit en voie de guérison, ne portant qu'une opacité légère de la cornée et guéri de sa blennorrhagie. »

Pour que la contagion ait lieu, il suffit donc que du pus urétral soit mit en contact avec la muqueuse de l'œil.

Le contact peut avoir lieu de différentes manières : tantôt le pus est porté aux yeux par les doigts du malade ; tantôt c'est par l'urine qui a pu jaillir dans l'œil. D'autres fois, ce sont des linges mouillés de pus.

La contagion peut encore s'étendre de l'œil malade à l'œil sain, et enfin à d'autres personnes.

L'affection marche avec une intensité et une rapidité remarquables. Le malade se plaint d'abord d'une chaleur et d'une démangeaison avec sensation d'un corps étranger. Les paupières sont collées. La rougeur apparait bientôt sur la conjonctive et gagne le globe oculaire.

Un gonflement considérable survient, dans lequel on voit la cornée comme au fond d'une cavité. La paupière supérieure, énormément distendue par le pus, recouvre l'inférieure. L'écoulement a une apparence purulente ; il est semblable à l'écoulement urétral, tache le linge comme lui et coule sur la joue qu'il excorie. C'est alors que la cornée est menacée, et même se trouve quelquefois détruite en quelques heures en partie ou en totalité.

Ces accidents marchent en effet, dans certains cas. avec une telle rapidité que quelques heures suffisent pour amener la perte de l'œil.

Arrivée à ce summum, ou même plus tôt, la maladie s'arrête, et que l'œil soit ou non sacrifié, un travail de résolution s'établit.

Lorsque débute la maladie, la douleur est peu intense ; mais bientôt elle se fixe dans l'orbite, puis elle envahit le front, les tempes, les dents ; el e peut s'étendre à toute la tête, que traversent des élancements atroces. Il survient alors de la fièvre, de l'insomnie et même du délire.

Un caractère remarquable de cet état, c'est la grande préoccupation des malades, le triste pressentiment de la perte de l'œil.

La maladie se termine de différentes manières : rarement elle disparaît sans laisser de traces. Dans les cas malheureux, l'œil complétement vidé s'atrophie ; d'autres fois il se forme des adhérences de l'iris, des hermès de cette membrane, etc. Cependant, il y a aussi des cas où la vision se rétablit d'une manière tolérable.

Le pronostic est donc très grave : aussi le traitement doit-il être appliqué hâtivement et avec énergie. En première ligne se présentent les saignées générales et locales (sangsues à la tempe) ; puis viennent les purgatifs énergiques et le tartre stibié à hautes doses.

Le collyre au nitrate d'argent doit être appliqué plusieurs fois par jour. Enfin, pour éviter la compression de la cornée par le gonflement de la muqueuse, certains chirurgiens pratiquent des incisions et des scarifications de la conjonctive.

Les irrigations froides à grande eau seront d'un grand secours, après les scarifications surtout.

Il va sans dire que le repos absolu et la diète sont de rigueur.

Des végétations

Les végétations sont des tumeurs irrégulières, très vasculaires, qui se développent aux dépens de la peau et de la muqueuse.

Leur fréquence dans la région génitale, le

grand développement qu'elles y acquièrent, les ont fait considérer longtemps comme une forme des accidents de la syphilis. Il est reconnu actuellement que ces accidents se rattachent à la blennorrhagie.

Les végétations, offrent une surface irrégulière, très rarement lisse : le plus souvent elles sont fendillées, plus ou moins profondément lobulées ; chacune des parties qui constituent la tumeur semble s'insérer sur un pédicule. Leur développement est rapide, et peu de temps après le début elles prennent les caractères indiqués. Elles sont très vasculaires, et présentent une couleur rouge intense, mais à des degrés différents.

Le plus souvent multiples, elles sont susceptibles d'un développement considérable, leur aspect est très variable.

Dans sa forme la plus simple, la végétation est une petite saillie hémisphérique, à surface irrégulière, mamelonnée ou fendillée, plus dure que les tissus sous-jacents, si ceux-ci ont conservé leur souplesse normale.

Cette forme est habituellement le début des autres, qu'elles se développent sur des tissus intacts ou ulcérés préalablement. C'est la forme dite miliaire ou granuliforme.

Sous une autre apparence appelée *poireau*, la saillie est plus considérable ; quelquefois la base se rétrécit en pédicule qui supporte une extrémité élargie, à surface irrégulière, fendillée.

Les végétations offrent, dans d'autre, cas, une apparence moins simple. La saillie est plus considérable ; la surface présentes non plus seulement des stries, mais des scissures profondes, qui, allant jusqu'au pédecule, divisent la masse en lobules distinctsi Le sommet élargi, exubérant, est d'un roug. intense. Chaque petite tumeur est pédiculée, et, prise isolément, rappelle par sa forme le *chou-fleur*, dont on lui a donné le nom. Il en est ainsi quand le développement se fait librement.

Si, au contraire, la végétation se développe dans un sillon profond, elle s'aplatit sous la compression latérale, s'allonge dans le sens opposé, et prend la forme et l'apparence de la *crête de coq*.

Le pédicule est-il plus large, la surface simplement mamelonnée, c'est alors la *fraise*, la *mûre*, la *framboise*, ainsi dénommées, d'après le volume et l'intensité de la coloration due au développement variable de l'élément vasculaire.

Ces végétations peuvent se réunir en groupes, formant ainsi des tumeurs de volume variable, souvent considérable, et que peut acquérir de grandes proportions.

Les scissures qui segmentent la masis végétante peuvent aller jusqu'à la peau ou à la muqueuse, en formant des sillons dont la surface est saine ou enflammée.

A l'abri du contact de l'air ces masses sont mollasses, très vasculaires. Leur surface sécrète un liquide séreux d'une odeur fétide, qui irrite les parties voisines et contribue à l'extension de la maladie. Autour de ces masses formées par la confluence des tumeurs élémentaires, on trouve d'autres végétations plus ou moins isolées, et à des degrés variables de développement.

La surface des masses végétantes est souvent saignante : si aux causes primitives viennent se joindre la malpropreté, le défaut de traitement, l'affection prend un caractère différent qui peut entraîner à de graves erreurs. La surface de la tumeur s'enflamme et s'excorie sous l'influence irritante des liquides qui se décomposent. L'écoulement sanguinolent prend une odeur forte, repoussante, les tissus ulcérés deviennent fongueux et blafards, saignent au moindre contact ; le malade s'épuise par l'abondance de la suppuration et par un véritable empoisonnement putride. Il peut survenir des phénomènes généraux, un affaiblissement anémique, comme dans les dernières périodes des maladies cancéreuses.

Telle est la marche de l'affection, l'échelle graduée qu'elle peut parcourir. Mais cette description s'applique presque exclusivement aux végétations développées dans la région ano-génitale, où l'abri du contact de l'air et l'humidité constante des surfaces constituent des conditions toutes particulières.

A mesure qu'elle s'éloigne de son siège habituel, la végétation perd ces caractères typiques. Sur la peau, à une certaine distance des orifices muqueux, son développement est moins rapide, moins considérable ; elle reste presque indéfiniment sous une des formes primitives les plus simples. Le nombre de ces végétations est variable, mais elles sont moins confluentes que dans le premier cas. Elles revêtent alors la forme de verrues ordinaires, et cette ressemblance est vraie, non seulement pour l'apparence, mais aussi pour la structure.

Les végétations débutent sourdement, sans phénomène appréciable. A peine une légère démangeaison vient attirer l'attention du sujet. La région est envahie peu à peu sans que les fonctions même des organes soient d'abord troublées (verge, vulve, périnée, anus, etc.)

L'affection commence le plus souvent sous la forme miliaire de petites granulations, et suit ultérieurement une marche variable, selon les circonstances dans lesquelles elle se trouve.

Lorsqu'elles sont à l'abri de l'humidité, l'accroissement est peu rapide et arrive difficilement à un volume considérable.

Dans les conditions contraires, les végétations subissent un développement rapide. Elles deviennent bientôt volumineuses, molles, très vasculaires, exubérantes. Elles sécrètent un liquide séreux et d'odeur repoussante, et si les malades négligent les soins d'une minutieuse propreté, elles s'enflamment, s'excorient et deviennent fort douloureuses. Quelquefois même la gangrène s'en empare et les détruit plus ou moins complètement.

Lorsqu'elles atteignent un volume considérable, elles gênent mécaniquement les fonctions, et deviennent pénibles et même douloureuses par les frottements auxquels elles sont exposées.

Dans les deux sexes, le coït devient difficile, par le volume que prend la verge ou par l'obstruction du vagin. On a même prétendu que ces énormes masses peuvent devenir un obstacle à l'accouchement. Mais c'est là un fait, que certainement, personne n'a jamais vu, car toujours elles s'aplatissent, s'écartent sous l'influence de la pression du fœtus, et le laissent passer.

Le gland peut être plus ou moins recouvert, et quelquefois sa surface disparaît complètement. Il s'atrophie, non-seulement par la pression mécanique qu'il supporte, mais aussi par une sorte d'étiolement au profit du tissu morbide qui semble absorber, pour son propre développement, toutes les richesses nutritives.

Les végétations ont une tendance presque indéfinie à l'accroissement, lorsqu'elles sont abandonnées à elles-mêmes.

Dans quelques cas on les voit se flétrir sur place, et même se détacher spontanément par une sorte de dessication ; ces faits ont été signalés surtout après l'accouchement, mais ils restent exceptionnels.

Les différentes régions du corps sont très inégalement exposées à l'affection qui nous occupe. Nous l'avons déjà dit plusieurs fois, la région génito-anale, dans les deux sexes, possède sous ce rapport un privilége tout particulier.

La surface du gland, celle du prépuce, la peau de la verge, l'orifice vulvaire, les grandes et les petites lèvres, la région anale, les plis fémoro-génitaux, dans les deux sexes, sont le siége de prédilection ; on les trouve aussi quelquefois à la langue, dans le larynx, sur la conjonctive. On en a cité quelques cas rares sur le mamelon des nourrices.

Dans les régions indiquées tout d'abord, les végétations non seulement sont plus fréquentes, mais aussi plus volumineuses ; celles de la langue, du larynx, sont toujours fort petites.

Dans le canal de l'urètre, chez la femme, on voit quelquefois les végétations acquérir un volume assez grand pour constituer une des formes de polypes urétraux.

Dans le vagin, les végétations ne sont pas très rares.

Sur le col utérin, elles prennent peu d'accroissement.

Les végétations sont rarement graves, et ce n'est que par l'incurie des malades qu'elles atteignent un développement susceptible d'abolir les fonctions ou d'amener des accidents ; cependant ce n'est que par exception qu'elles guérissent spontanément. Même après leur destruction, elles ont une grande tendance à repulluler, soit sur place, soit dans les parties voisines ; il faut que le traitement soit énergique et longtemps poursuivi, surtout si les causes persistent, et cela est fréquent.

Les végétations sont fréquentes dans les deux sexes, mais plus chez la femme que chez l'homme, à cause de la conformation spéciale des organes génitaux, de leur humidité constante et de la finesse plus grande de la peau.

C'est dans la jeunesse, pendant la première moitié de la période active des fonctions génitales, que se trouve le maximum de fréquence de cette affection. Exceptionnelle avant la puberté, elle devient de plus en plus rare à mesure que l'on dépasse l'âge moyen ; l'influence de l'âge est due, et à la fréquence plus grande des causes spéciales, que nous verrons plus tard, et à la sensibilité plus vive du tégument, à cette période de la vie, qui le rend plus apte à ressentir les irritations de toutes sortes.

Signalons enfin la position sociale du malade. Les personnes habituées aux soins de propreté sont certainement moins sujettes aux végétations.

Les causes déterminantes sont très différemment appréciées par les auteurs. Pendant longtemps on les a considérées comme des accidents constitutionnels de la vérole, avons-nous dit.

Notre opinion est bien différente, et nous ne craignons pas de la formuler nettement. Il n'y a aucun rapport de nature entre la syphilis constitutionnelle et les végétations, et celles-ci ne dépendent en rien du virus qui produit les accidents secondaires proprement dits. Leur cause la plus fréquente est la blennorrhagie. Viennent ensuite la sordidité et la grossesse.

Traitement. — Voici, d'après Cullerier (1), les moyens à employer contre les végétations : Il faut, dit-il, le plus tôt possible, attaquer la maladie par des moyens énergiques. Plus on tardera, plus l'affection prendra de développement, et les difficultés du traitement augmenteront à proportion ; tous les moyens dont nous avons à parler sont locaux, et agissent directement sur la végétation.

Ils sont de différents ordres.

En première ligne se présente l'ablation par l'instrument tranchant, par la ligature simple ou par les instruments spéciaux employés pour enlever les tumeurs très vasculaires, tels que le serre-nœud de Græfe ou l'écraseur linéaire.

______

(1) *Loc. cit.*

L'ablation par l'instrument tranchant, les ciseaux courbés sur le plat, est le moyen le plus expéditif, le plus facile, le plus sûr, lorsqu'il est applicable. On saisit, entre les branches de l'instrument, la petite tumeur et la portion de muqueuse ou de peau qui la supporte, et l'on enlève ainsi la base d'implantation ; s'il est besoin, la végétation est saisie avec une pince à griffes, au moyen de laquelle on attire les tissus. Cette précaution est nécessaire pour assurer la guérison radicale, et lorsque la petite opération est bien faite, la reproduction est moins à craindre, au même point du moins ; ce qui n'a pas lieu si le pédicule seul a été excisé quand on a affaire à des végétations anciennes et volumineuses. Ce moyen est douloureux ; et si les végétations sont très nombreuses, leur ablation est longue, pénible, et de plus l'écoulement de sang qui se fait par la plaie vient masquer les tissus, et empêche, surtout dans les cavités et dans les replis profonds, de continuer l'opération. Si les végétations sont volumineuses et par conséquent très vasculaires, l'excision peut exposer à des hémorragies graves, qu'il peut être fort difficile d'arrêter ; ce moyen ne peut donc être applicable partout et toujours ; mais nous le répétons, c'est le meilleur, et il ne faut pas le rejeter, quand même il exigerait un peu d'adresse et de patience.

L'ablation par le serre-nœud et par l'écraseur sera indiquée lorsque l'on craint l'hémorragie, et c'est en effet une grande ressource. Mais il faut bien remarquer que la ligature agissant sur le pédicule seulement, doit être suivie de quelques-uns des moyens propres à détruire la base d'implantation du produit morbide!

Chez les sujets pusillanimes, ou bien encore s'il existe des végétations peu nombreuses d'un certain volume, bien pédiculées, la ligature simple, au moyen d'un fil, peut être de quelque utilité ; mais d'une manière générale, c'est le plus mauvais moyen de ceux que fournit cette méthode, celui dont les applications sont les plus restreintes. Il est assez douloureux, lent, gênant ; toutes ces circonstances justifient parfaitement l'abandon presque général dans lequel il est tombé.

Viennent ensuite les moyens topiques, qui ont pour effet, ou de modifier la nutrition de la tumeur, ou de la détruire par une cautérisation plus ou moins puissante.

Du chancre simple

Le chancre simple (*chancre non infectant, chancre mou*), est une lésion essentiellement locale, sans incubation (1), con-

---

(1) Temps qui s'écoule entre l'action de la cause morbifique sur l'économie et l'invasion de la maladie.

tagieuse au plus haut degré, caractérisée par une ulcération à base molle, accompagnée, dans beaucoup de cas, d'un bubon, et dont la sécrétion, inoculable sur le sujet lui-même ou sur d'autres, reproduit toujours un ulcère semblable.

Le chancre simple et son dérivé le bubon chancreux étaient connus dès la plus haute antiquité.

Lorsque la syphilis, maladie nouvelle, apparut à la fin du XVe siècle, les médecins de cette époque ne la confondirent pas avec l'ulcère contagieux des parties génitales. La preuve qu'ils connaissaient bien le chancre simple, c'est, dit M. Rollet, que « les chirurgiens de cette époque, G. de Salicet, Lanfranc, Bernard Gordon, Jean de Gadesden, Guy de Chauliac, Pierre d'Argelata et tant d'autres, de 1270 à 1480, en ont fait des descriptions remarquables, auxquelles un auteur moderne aurait peu à ajouter, et surtout ils le traitaient comme il convient de le traiter, c'est-à-dire par des moyens locaux ».

Ce fut vers le commencement du XVIe siècle que l'ulcère contagieux fut confondu avec la vérole ; quelques années plus tard, on devait englober également la blennorrhagie dans la même unité morbide. A partir de ce moment, les trois maladies ne sont plus séparées, et cette confusion dure depuis plus de trois siècles. Depuis quelques années seulement, la lumière s'est faite sur ces questions, grâce aux travaux des écoles de Paris et de Lyon.

Le chancre simple naît toujours du chancre simple. En aucun cas, il n'est le produit de la contagion d'un chancre infectant ou d'un accident quelconque de la vérole.

Il offre, dit Belhomme (1), trois périodes distinctes.

1re *Période*. — Aussitôt après la contagion la peau rougit, devient érythémateuse ; il y a de la chaleur, des démangeaisons au niveau du point malade.

Après quelques heures, une légère saillie comme papuleuse s'élève, à son sommet apparaît un soulèvement épidermique vésiculeux. Le liquide ne tarde pas à se troubler, on a alors une pustule ; celle-ci se crève et laisse à découvert une ulcération arrondie, ou bien le liquide se concrète et forme une croûte plus ou moins épaisse qui tombe au bout de quelque temps et découvre un ulcère plus profond que dans le cas précédent, à bords taillés à pic, à fond grisâtre et pultacé.

2e *Période*. — Cet ulcère offre les caractères suivants : il est arrondi, plus ou moins profond, d'une étendue variable ; ses bords

____

(1) Belhomme et Aimée Martin, *Maladies vénériennes*. Masson, éditeur.

sont taillés à pics, comme à l'emporte-pièce, légèrement décollés, quelquefois renversés en dehors ; circonscrits par une auréole inflammatoire violacée ou livide, ils offrent à l'œil muni de la loupe une série de petites dentelures qui ont quelque chose de caractéris ique ; son fond est grisâtre, irrégulier, inégal, pultacé, recouvert d'une espèce de détritus organique.

La base de l'ulcère est molle, c'est-à-dire d'une souplesse égale à celle des tissus sains. Quelquefois, elle offre une certaine dureté due à l'engorgement des tissus, mais toute différente de l'induration du chancre infectant, et disparaissant avec l'inflammation qui lui avait donné naissance. Cette dureté peut aussi reconnaître pour cause l'emploi de certains topiques, comme le sublimé, le nitrate d'argent, la cendre de tabac, le chromate de potasse, etc.

L'ulcère chancreux sécrète en grande abondance un pus virulent, contagieux au plus haut degré, qui favorise son extension et sa multiplication ; il est rarement solitaire, il s'inocule avec la plus grande facilité au malade qui le porte, bien différent en cela du chancre infectant dont la sécrétion n'a aucune action sur celui qui en est porteur.

Le chancre simple, dans quelques cas, retentit sur les ganglions qui sont les aboutissants des lymphatiques des régions où il siége, il survient alors un bubon qui occupe ordinairement le même côté que le chancre.

La lésion contagieuse que nous étudions est toujours le siège d'une certaine réaction locale, aussi est-elle plus ou moins douloureuse, à l'encontre du chancre syphilitique qui a pour caractère d'être indolent.

3e *Période*. — Le fond de l'ulcère, à une certaine époque de son existence, perd sa teinte grise, il entre alors dans la période de réparation, et il cesse d'être inoculable. Son fond se nettoie, devient rosé, bourgeonne ; la rougeur et l'engorgement des parties environnantes cessent, les bords s'affaissent, la cicatrisation se fait, ordinairement des bords vers le centre.

La 1re période a une durée courte, qui dépasse rarement quatre ou cinq jours. La période ulcérative ou 2e période est très variable, exceptionnellement moindre de deux ou trois semaines, elle dure quelquefois des mois entiers.

La réparation, une fois commencée, marche le plus souvent avec rapidité.

D'une façon générale, le chancre simple a une longue durée.

Le siège de l'ulcération a une certaine influence sur sa durée, ainsi les chancres de l'anus, de l'urètre, ou du méat, du limbe, du prépuce, de la fourchette chez la femme, ne guérissent que lentement, parce qu'ils sont continuellement exposés à des tiraillements, des déchirures qui empêchent ou retardent la cicatrisation.

La terminaison ordinaire de cette affection est la guérison. Il reste, pour la majorité des cas, au niveau du point qu'elle occupait, une cicatrice indélébile.

Le chancre simple siège, d'une façon presque constante, sur la verge ou sur les parties voisines ; c'est à peine si on le rencontre 1 fois sur 100 hors de la sphère génitale.

Les ulcères simples du gland et du prépuce sont les plus fréquents ; ceux du méat et de l'intérieur de l'urètre s'observent assez souvent chez l'homme. Chez la femme, ils existent surtout à l'entrée du vagin, à l'orifice du méat, à la fourchette, à la vulve, quelquefois sur le col, même à la surface interne ; ceux de l'intérieur du vagin sont exceptionnels. Dans les deux sexes, le chancre anal n'est pas très rare ; il peut être la conséquence de rapports anormaux, ou être le résultat d'inoculations de voisinage.

On peut trouver cet accident sur tous les points du corps, mais, nous le répétons, c'est par exception qu'on le rencontre sur d'autres régions que les parties génitales.

Le chancre simple est une lésion bien moins grave que l'ulcère infectant, puisqu'il annonce toujours une affection locale qui, dans aucun cas, n'infectera l'économie ; mais, d'un autre côté, il entraîne parfois des désordres locaux plus ou moins redoutables, il présente une grande tendance à s'étendre, à se multiplier, à produire des bubons, il est souvent le siège de complications, telles que l'inflammation, la gangrène, la diphtérite et surtout le phagédénisme (extension.)

Le pronostic varie avec le siège où se montre la lésion ; il est d'autant plus grave que l'ulcère occupe une région sur laquelle les applications topiques sont moins faciles à faire ; ainsi les chancres du gland guérissent plus vite et plus facilement que les chancres de l'urètre ; de même ceux du limbe, exposés à des déchirures continuelles, sont plus graves que ceux de la muqueuse préputiale. Le chancre du frein a une durée très longue pour les mêmes raisons.

L'étendue de la plaie, les complications, les décollements, aggravent également le pronostic.

La *cautérisation* forme la base du traitement du chancre simple ; bien appliquée elle guérit le malade en quelques heures.

Le *fer rouge* est peu employé, parce que son application effraie les malades.

La *pâte sulfo-carbonique* a été surtout recommandée par Ricord. Pour la préparer, on prend du charbon en poudre, sur lequel on verse de l'acide sulfurique jusqu'à consistance d'une pâte molle.

On applique cette pâte sur le chancre ; elle y adhère et finit par tomber au bout d'une dizaine de jours en laissant une plaie simple qui cicatrise rapidement.

La *pâte de conquoin*, est un mélange de 1 partie de chlorure de zinc et de 2 parties de farine de froment auquel on ajoute de l'alcool de façon à obtenir une pâte solide. Pour s'en servir on en taille une rondelle qu'on applique sur le chancre, il se produit une escarre, qui tombe vers le troisième jour en laissant une plaie qui guérit avec un pansement simple.

Lorsqu'on ne peut employer la cautérisation ou que les sujets sont trop pusillanimes, on emploie le vin aromatique, l'eau chlorurée, le nitrate d'argent en solution (1 gr. pour 30 d'eau) la teinture d'iode, le tartrate de fer et de potasse. Depuis quelques années on emploie avec succès l'iodoforme, et tout récemment on a essayé le salol qui semble donner d'excellents résultats.

Complications des chancres

GANGRÈNE

Sous l'influence d'une forte inflammation, et principalement sous l'influence des excès alcooliques, apparaissent de petits points brunâtres qui ne tardent pas à se réunir : c'est la gangrène. Bientôt il s'établit un cercle rouge en dedans duquel sont les tissus qui doivent se séparer. Ces tissus deviennent de couleur grise ou noire, sont mous, insensibles, et répandent une odeur fétide ; puis ils se détachent partiellement ou tout d'un coup; et laissent à découvert une ulcération qui se cicatrise assez rapidement.

Quelquefois la gangrène, fait de profonds ravages en fort peu de temps : on ne peut que se borner, dans ce cas, à soutenir les forces du malade, et préserver les parties saines. Nous recommandons la solution de perchlorure de fer pour les hémorragies qui pourraient se produire par suite de la chute de l'escarre.

Deux causes bien différentes agissent dans le développement de gangrène : les causes *sthéniques* et les causes *asthéniques*.

Dans les premières nous rangerons : le tempéramment sanguin, pléthorique, le climat chaud, l'alcoolisme, la vie plantureuse, les excès de table et de coït, les maladies imflammatoires, le déplacement de fluxions herpétiques ou hémorroïdales, l'enfièvrement des passions.

Dans les secondes nous comprendrons : la vieillesse, le froid, la misère, l'insomnie l'anémie, le scorbut, la scrofule, la chlorose, l'abus du mercure, et en général, les préoccupations morales d'une nature triste.

Ces deux causes, comme on le voit, exigent par conséquent deux traitements différents.

Causes sthéniques. — Boissons émollientes et tempérantes, bains, repos, cataplasmes, purgatifs, débridement.

Causes asthéniques. — Toniques : quinquina et ferrugineux. Lotions de tartrate ferrico-potassique. Acide phénique dilué.

PHAGÉDÉNISME (CHANCRE RONGEUR)

Le phagédénisme est l'accident le plus grave qui puisse venir compliquer les chancres. Il se présente sous deux formes principales : la première s'étend en surface, la seconde détruit en profondeur.

Or, ces conditions constituent précisément les causes de cette complication ; les unes sont locales, les autres générales.

Les causes locales sont la malpropreté, les pansements mal appliqués, l'emploi intempestif des topiques irritants, l'usage des corps gras et surtout de la pommade mercurielle. Ces causes ne sont qu'occasionnelles, elles suffisent rarement à elles seules pour amener la déviation morbide, il faut en plus une certaine prédisposition du sujet.

Les causes générales sont nombreuses.

Les diathèses favorisent le phagédénisme. Il en est une dont l'action est fatale, c'est la scrofule ; aussi rien de plus difficile à guérir que le chancre rongeur chez un scrofuleux.

Le vice scorbutique paraît aussi favoriser le développement de cette lésion et contribuer à l'entretenir.

Les affections viscérales ont quelquefois une action remarquable. « C'est le plus souvent un mauvais état des voies digestives qui l'entretient (le phagédénisme), et alors c'est contre cette cause qu'il faut principalement agir ; si on le laisse persister ou qu'une mauvaise médication l'aggrave, il ne faut pas espérer guérir l'ulcère phagédénique qu'elle tient sous sa dépendance. »

L'usage banal du mercure a quelquefois une action marquée sur l'apparition de cet accident. Il en est de même des spiritueux.

Souvent le phagédénisme trouve une explication facile dans les mauvaises conditions hygiéniques au milieu desquelles vit le malade. Une habitation malsaine, une mauvaise nourriture, la misère, les veilles prolongées, les excès de toutes sortes, voilà autant de causes qui sont favorables à cette affection.

Le chancre rongeur se présente sous la forme d'une ulcération de dimensions variables, plus ou moins profonde, qui a pour caractère de s'étendre de proche en proche en envahissant les parties voisines, affectant surtout les parties déclives.

Ses bords sont inégalement découpés, sinueux, comme festonnés ; décollés, dans une étendue variable, ils laissent flotter sur la plaie leurs dentelures irrégulières. Quelquefois amincis, ils sont le plus souvent épais, engorgés, durs à la base et en général douloureux. Une auréole violacée entoure les bords, qui sont souvent le siège d'une démangeaison insupportable. Le fond de l'ulcère est grisâtre, recouvert dans beaucoup de cas d'une fausse membrane assez difficile à enlever. On y trouve, pour peu que la maladie dure depuis quelque temps, des îlots cicatriciels. On voit souvent aussi une large cicatrice circonscrite de toutes parts par l'ulcération phagédénique, qui lui forme une véritable bordure.

La suppuration est purulente, ou composée par un liquide sanieux, inoculable.

La douleur locale peut être nulle ou bien assez vive pour empêcher le sommeil.

Le phagédénisme n'agit guère sur l'organisme lorsque le malade se trouve dans de bonnes conditions hygiéniques ; il n'en est plus de même dans le cas contraire, et c'est alors qu'on voit le patient, épuisé par une suppuration abondante, maigrir, pâlir, perdre l'appétit, la fièvre hectique ne tarde pas à se montrer, le sommeil disparaît. En même temps, l'ulcération s'étend, fait des progrès rapides, et la mort termine bientôt la scène, à moins que des secours prompts et éclairés ne viennent sauver la victime.

La description qui précède se rapporte à la forme la plus commune du phagédénisme, au chancre, qui s'étend en surface, guérit sur un point et en même temps en envahit un autre, à ce chancre qui, en serpentant, peut labourer une grande partie de la peau, mais reste ordinairement superficiel.

Il existe une autre variété, beaucoup plus rare, à marche souvent rapide, c'est l'ulcère qui détruit en profondeur. Les couches profondes ne sont plus respectées ; envahies par l'ulcère, détruites bientôt, elles laissent à découvert les vaisseaux, les nerfs, quelquefois même les os.

Belhomme (1) et Aimé Martin ont vu un de ces ulcères qui, parti de l'aine, après avoir labouré la partie inférieure de l'abdomen, était descendu sur la cuisse, puis de là avait gagné le périnée. Après quelques mois d'un état stationnaire, il reprit sa marche, s'étendit à la rainure interfessière et finit par atteindre la muqueuse de l'anus. On craignit un instant qu'en fuyant vers l'intestin, il ne causât des désordres graves ; il n'en fut rien, et ce chancre, que rien jusque-là n'avait pu détruire, s'arrêta de lui-même en abordant la muqueuse. La cicatrisation, qu'on cherchait en vain à obtenir depuis de si longs mois, se fit spontanément en quelques semaines.

La marche du phagédénisme est variable. Rien de plus capricieux, que cet ulcère contagieux ; il n'est pas rare de le voir rester stationnaire des mois entiers, en dépit des traitements rationnels, puis, reprendre tout à coup, sans cause connue, son caractère envahissant.

L'ulcère phagédénique guérit en général en un à trois mois ; mais on ne doit pas ou-

____

(1) Belhomme et Aimé Martin, *Maladies vénériennes*, Masson, éditeur.

blier que s'il existe des cas, malheureusement rares, de guérison survenue en quelques jours, il en est d'autres dans lesquels on a en vain cherché à l'obtenir pendant des années entières. Ricord rapporte l'observation d'un chancre phagédénique qui fournissait encore un pus inoculable après sept ans de durée.

La terminaison ordinaire est la guérison lorsqu'on emploie un traitement convenable.

Le pronostic variera du reste suivant une multitude de causes : le siège de l'ulcération, son étendue ; la débilitation du sujet, les conditions mauvaises au milieu desquelles il vit.

Le traitement du phagédénisme est local et général. Nous nous occuperons d'abord du premier, auquel nous accordons une grande prééminence sur le second.

Le *traitement local* se compose de topiques très différents, mais parmi eux on en trouve une classe particulière qu'on doit placer au premier rang, ce sont les caustiques, la pâte sulfo-carbonique, la pâte de Canquoin et le fer rouge.

Après les cautérisations, on a recours à des pansements qui varient un peu avec l'agent dont on s'est servi. Le fer rouge exige, pendant deux ou trois jours, des applications d'eau froide ; puis ensuite on emploie le vin aromatique, l'eau chlorurée, le nitrate d'argent en solution, etc.

On attendra, avec les autres caustiques,

la chute des escarres, et on usera des mêmes topiques pour panser les plaies qu'elles laisseront à nu.

Le *traitement général* est un auxiliaire utile du traitement local.

Les indications sont fournies par l'état général du malade ; s'il est affaibli, débilité, on aura recours aux toniques, aux corroborants sous toutes les formes ; s'il est sous l'influence d'une diathèse, on la combattra par des moyens appropriés.

BUBON OU POULAIN

Le bubon, vulgairement appelé *poulain*, est constitué par l'engorgement et l'inflamation des ganglions situés dans l'aine. Ces ganglions sont de petites glandes au nombre de dix ou douze, situées sous la peau, à la région du pli de l'aine, et ayant le volume d'un poids ; mais quand un de ces organes est atteint d'inflamation, le volume peut arriver à être celui d'un œuf de pigeon, de poule ou de dinde.

L s causes de cette affection résident dans l'inflammation qui a envahi la verge, les bourses ou les testicules ; cette inflammation se propage par l'intermédiaire des vaisseaux lymphatiques, jusqu'aux glandes du pli de l'aine, dont elles sont l'aboutissant, et pour ainsi dire le réservoir.

Le bubon peut être simple ou double, selon qu'il occupe l'aine d'un côté ou les deux aines.

C'est une complication très fréquente de la chaudepisse ou du chancre.

Le bubon se développe communément une semaine ou deux après le développement du chancre ou de la blennorrhagie. Il se manifeste sous la forme d'une tumeur qui paraît occuper tantôt les ganglions superficiels, plus fréquemment les ganglions profonds de l'aine. Cette tumeur acquiert bientôt, comme nous l'avons dit, un volume plus ou moins considérable. Elle suit souvent une marche aiguë (bubon phlegmoneux) ; d'autres fois, elle se développe lentement, presque sans douleur, et peut alors rester longtemps tout à fa t stationnaire.

Dans les bubons phlegmoneux, plusieurs ganglions sont, d'ordinaire, affectés simultanément ; l'inflammation se propage, en outre, au tissu cellulaire environnant ; les douleurs sont vives. L'inflammation peut encore guérir sans suppurer ; mais le plus souvent, du pus se forme dans une partie ou dans la totalité de la tumeur, surtout quand les ganglions superficiels sont atteints.

L'abcès finit par se vider au dehors.

Pour prévenir les bubons, les malades qui ont sujet de les craindre, c'est-à-dire ceux qui ont des chancres ou la chaudepisse, doivent garder le repos le plus complet possible et éviter toute cause d'agitation.

Contre le bubon, à son début, on a conseillé divers moyens abortifs. Un des meilleurs consiste à faire matin et soir des onctions avec la pommade suivante :

Axonge. . . . .   30 grammes.
Iodure de plomb . .   5   —

Quand les bubons sont très enflammés, très douloureux, il faut renoncer au moyen précédent et les traiter par des cataplasmes émollients, les bains et même les sangsues.

Si on abandonne à la nature l'ouverture d'un bubon, on voit se former d'abord, autour de la tumeur, une foule de petits pertuis ; puis enfin, elle s'ouvre au centre d'une peau amincie, décollée, et, en supposant que les choses marchent au mieux, on a une cicatrice fort désagréable. Il vaut donc mieux ouvrir ces abcès, à leur point convenable de maturité, au moyen d'une petite incision faite parallèlement au pli de l'aine, et qui évite au malade, par la promptitude avec laquelle elle se cicatrise (si l'individu est doué d'une bonne constitution) des fistules et des cicatrices, que l'on ne pourrait toujours faire disparaître.

Quand la suppuration est abondante, il faut soutenir les forces du malade par un régime fortifiant et par des amers et des toniques, les ferrugineux et surtout l'iodure de fer. Ces complications se présentent presque toujours chez des individus entachés de scrofule.

Herpès génital

Pour être complet, nous consacrerons un chapitre à cette affection, qui inquiète souvent les malades, et qui cependant n'est pas grave.

L'herpès génital s'observe chez l'homme et chez la femme.

Chez *l'homme*, l'herpès génital se montre ordinairement sur le prépuce, le sillon balano-préputial, plus rarement sur le gland et la peau de la verge. L'éruption est précédée d'une sensation particulière de cuisson, de démangeaison : au bout de deux ou trois jours l'éruption apparaît et la démangeaison cesse. Cette éruption est constituée par des groupes de vésicules reposant sur une base enflammée; par suite des frottements du prépuce sur le gland et de l'humidité continuelle de la région, ces vésicules se détruisent rapidement et laissent à leur place une érosion.

Chez *la femme*, l'herpès occupe les organes génitaux externes et les organes génitaux internes.

L'*herpès vulvaire* apparaît sous forme de quelques vésicules disséminées ou groupées en petit nombre qui siègent sur les grandes lèvres, à la face interne de celles-ci, sur les petites lèvres et à la région clitoridienne. Quand l'éruption siège au niveau du méat, elle détermine de fréquentes envies d'uriner.

L'herpès des organes génitaux internes est beaucoup moins fréquent. Chose à remarquer, le vagin est presque toujours épargné par l'herpès. L'herpès du col utérin est, au contraire, assez ordinaire. A côté des herpès génitaux proprement dits, il faut encore citer l'*herpès périnéal* et l'*herpès périanal*.

Dans les deux sexes. l'herpès est sujet à récidiver : dans ce cas, il porte le nom d'*herpès récidivant génital;* son mode d'éruption ne diffère pas de celui que nous avons décrit. C'est chez l'homme qu'il s'observe surtout. Après quelques jours de phénomènes prémonitoires, caractérisés par des cuissons, de la démangeaison, parfois de la véritable névralgie, l'éruption apparaît; c'est surtout sur le prépuce et le gland qu'elle survient. Ce qui caractérise cette variété d'herpès, c'est la série d'éruption qui succède ordinairement à la première, et les circonstances qui président à son origine.

L'antécédent obligé de l'herpès récidivant est une lésion vénérienne primitive. Les trois maladies vénériennes qui peuvent être le point de départ de l'herpès sont : le chancre syphilitique, le chancre mou ou chancrelle, la blennorrhagie ; la chancrelle est de beaucoup la plus fréquente.

C'est ordinairement quelques semaines après la guérison de l'accident vénérien qu'éclate la première poussée d'herpès et, quand elle succède à un chancre mou, c'est ordinairement au voisinage de la lésion disparue que se montre l'herpès.

Les éruptions qui succèdent à la première lui ressemblent en tout point; l'intervalle ordinaire entre les accès est de deux mois environ. Néanmoins, les accès tendent à s'espacer de plus en plus à mesure qu'on s'éloigne du début de la maladie.

Une fois la maladie constituée, la susceptibilité locale acquise, les causes occasionnelles les plus diverses peuvent provoquer l'herpès; tantôt un simple excès de t ble, un aliment particulier, une veille, une fatigue, un changement d'habitude et par dessus tout le coït, nous ajouterons plus particulièrement, avec des femmes différentes; le coït avec la même femme semble avoir une heureuse influence sur l'herpès, tandis que les sujets prédisposés à l'herpès ne peuvent pour ainsi dire avoir de rapports avec une femme nouvelle sans s'exposer à voir apparaître une nouvelle poussée d'herpès. Il est entendu que dans ces cas, la femme, incriminée souvent par le malheureux herpétique, n'a aucune part dans la production de l'éruption et qu'on la trouve absolument saine.

On conçoit que cette odieuse petite maladie, si tenace et si incessante, retentisse fréquemment sur le moral de ceux qui en sont atteints. Au début, c'est la crainte renouvelée du chancre, plus tard c'est le désespoir d'un mal qui s'obstine à ne pas guérir, qui leur interdit dans une certaine mesure les rapports vénériens, et qui, dans l'exagération qu'ils s'en font, leur apparait comme un obstacle au mariage, comme le témoignage d'un vice constitutionnel capable de se transmettre aux enfants, etc. Si l'on ajoute à cela que les sujets qui sont atteints d'herpès récidivant génital appartiennent justement à la catégorie des arthritiques, gens facilement enclins à l'inquiétude et aux troubles nerveux, on comprendra dans quel découragement et dans quelle tristesse ce petit accident peut plonger certains malades.

Ils assiègent le cabinet du médecin, courent de consultation en consultation, essaient de cent remèdes, deviennent la proie facile du charlatanisme ; d'autres, plus malheureux et de moindre résistance, tombent dans l'hypochondrie, se croient atteints de syphilis, s'anémient par la tristesse et les traitements qu'ils s'infligent et finissent par devenir de véritables mélancoliques.

C'est qu'en effet, malheureusement, la durée de la poussée d'herpès génital peut être indéfinie. Cependant l'herpès a une fin. « Née à l'occasion d'une maladie des organes génitaux et circonscrite à la sphère génitale, naturellement cette fluxion doit être influencée par le plus ou moins d'activité que subissent à un moment donné les fonctions de cet appareil. » (Doyon.) Aussi l'âge, en même temps qu'il amène l'abolition de l'instinct et de la puissance reproductive, amène aussi l'atténuation, et finalement la disparition de l'herpès.

Le traitement de l'herpès génital varie suivant que celui-ci est aigu ou récidivant.

Contre l'herpès à forme aiguë on a recours, dès le début, aux bains locaux émollients, à l'eau de guimauve, aux grands bains de corps additionnés de son ou d'amidon ; lorsque les ulcérations sont formées, on hâte leur cicatrisation au moyen de lotions légèrement astringentes, avec de l'eau blanche ou une décoction de roses rouges ; dans certains cas, on peut même avoir recours à de légères cautérisations au nitrate d'argent. Une bonne précaution consiste à séparer les surfaces muqueuses du gland et du prépuce au moyen d'un peu de charpie ou de ouate. Inutile d'ajouter qu'on évitera les fatigues, les excès, etc.

Contre l'herpès récidivant, le traitement local ne suffit plus. Il faut y ajouter les préparations arsénicales à l'intérieur (liqueur de Fowler), les eaux de **La Bourboule**, de **Cauterets**, d'Uriage, etc.

TABLE DES MATIÈRES

Maisons-Laffitte. — Imprimerie J. Lucotte.

CATALOGUE
DES DIVERSES
PUBLICATIONS SCIENTIFIQUES

LA MÉDECINE UNIVERSELLE

JOURNAL HEBDOMADAIRE ILLUSTRÉ

16 pages de texte avec des gravures inédite

dans chaque numéro

10 centimes le Numéro

2 Numéros par semaine

Sujets traités dans le journal : la **Génération**, l'**Onanisme**, les **Maladies vénériennes**, la **Stérilité**, l'**Impuissance**, etc. le **Choléra**, le **Croup**, la **Fièvre typhoïde** la **Phtisie**, etc., etc.

LE PREMIER NUMÉRO EST GRATIS

On peut se procurer tous les numéros parus

L'ÉDUCATION

RECUEIL D'INSTRUCTION POPULAIRE

Contenant dans chaque numéro des Cours d'*Anglais*, d'*Allemand*, de *Mathématiques* et de *Comptabilité*.

PAR

MM. FEUILLIÉ, professeur agrégé d'allemand au Lycée Janson de Sailly.

FOUGERON, professeur agrégé d'anglais au Collège Rollin.

BUISSON, professeur agrégé de mathématiques à l'Ecole J.-B. Say.

CLAPERON, professeur de comptabilité à l'Ecole des Hautes Etudes commerciales, à l'Ecole coloniale, à l'Ecole J.-B. Say, au Collège Chaptal.

Les Cours peuvent être séparés et former des volumes indépendants les uns des autres ; ces Cours finis seront suivis d'autres Cours.

50 CENTIMES LE NUMÉRO

Numéro spécimen : 10 Centimes

AVEC DÉTAILS POUR LA SOUSCRIPTION

PHYSIOLOGIE SEXUELLE

DE

L'HOMME et de la FEMME

PAR

le D^r Th. DEBRAY

Complet en *40 séries* à *50 centimes*. Chaque série contient une gravure hors texte *en couleurs*.

PREMIER NUMÉRO : 10 CENTIMES

On peut se procurer l'ouvrage par séries ou en un volume du prix de *20 francs*.

40 gravures hors texte

L'AMOUR CONJUGAL

PAR

Le Dr Michel VILLEMONT

50 centimes la Série

L'ouvrage comprend 26 séries que l'on peut acheter ensemble ou séparément ou en un volume du prix de 13 francs.

L'ouvrage n'est vendu que sous couvertures fermées.

Chaque série contient une gravure hors texte.

La publication en livraisons de cet ouvrage a été interdite

PREMIER NUMÉRO : 10 CENTIMES

Les Secrets de la Génération

PAR

Le Dr Michel VILLEMONT

Cet ouvrage est vendu en livraisons à 10 centimes et en séries à 50 centimes. Une collection de gravures hors texte est vendue séparément.

La Ceinture de Chasteté

GRAND ROMAN

DE MŒURS CONTEMPORAINES

PAR

X*** X***

Cet ouvrage a été poursuivi en police correctionnelle en 1884.

10 CENTIMES LA LIVRAISON

50 CENTIMES LA SÉRIE

Un Volume de plus de 400 pages

PRIX : 6 FRANCS

Bibliothèque d'Hygiène des deux Sexes
à 25 centimes le volume

La *Bibliothèque d'hygiène des deux sexes* comprendra 5o volumes dont les titres suivent :

	Vol.		Vol.
La Génération	1	Hygiène des professions	2
L'Amour conjugal	2	Le Satyriasis	1
Hygiène des deux sexes	1	La Fécondation naturelle	1
L'Onanisme	1	La Fécondation artificielle	1
La Blennorrhagie	1	La Grossesse	1
Syphilis	1	Hygiène de la femme enceinte	1
Mariage	1	La Prostitution	4
L'Accouchement	3	Les attentats aux mœurs	1
L'Impuissance	1	La Syphilis dans le mariage	1
La Stérilité	2	La Syphilis chez les nouveau-nés	1
La Nymphomanie	1	La Virginité	1
Les Fraudes génésiques	1	La Défloration	1
Hygiène de la femme en couches	1	Instruments d'accouchement	1
Hygiène des nouveau-nés	1	Anatomie des organes génitaux	1
Maladies des femmes	1	L'Hérédité	1
Hygiène de la beauté	1	Les Tempéraments	1
La Pédérastie	1	Les Hystériques	2
Le Tribadisme	1	Hygiène de l'homme	2
L'Onanisme chez la femme	1		
Médecine des passions	1		
Hygiène de la puberté	1		
Hygiène des adultes	1		
Hygiène de l'âge critique	1		

Il paraît un volume par semaine : **25** centimes

Souscription à la Collection complète envoyée franco : **15** francs